人体胚胎学彩色图谱

谢 兰 主编

清华大学出版社
北京

内 容 提 要

本图谱是与《人体胚胎学》教材配套的教学用书，以胚胎发育过程中的形态发生为主线，采用人类胚胎示例标本、组织切片、立体模型和手绘彩图为素材，同时结合简明的文字说明，全面、系统、生动地展示了人体胚胎发育的复杂过程。本图谱是医学院校教师提高人体胚胎学教学质量的辅助工具，也是医学生提升学习质量必不可少的帮手。

图书在版编目（CIP）数据

人体胚胎学彩色图谱 / 谢兰主编 . — 北京：清华大学出版社，2022.6
ISBN 978-7-302-61101-1

Ⅰ．①人…　Ⅱ．①谢…　Ⅲ．①人体胚胎学－图谱　Ⅳ．① R321-64

中国版本图书馆 CIP 数据核字（2022）第 101044 号

责任编辑：李　君
封面设计：何凤霞
责任校对：李建庄
责任印制：曹婉颖

出版发行：清华大学出版社
　　　　网　　　址：http://www.tup.com.cn, http://www.wqbook.com
　　　　地　　　址：北京清华大学学研大厦A座　　　邮　　　编：100084
　　　　社 总 机：010-83470000　　　　　邮　　　购：010-62786544
　　　　投稿与读者服务：010-62776969, c-service@tup.tsinghua.edu.cn
　　　　质量反馈：010-62772015, zhiliang@tup.tsinghua.edu.cn
印　刷　者：小森印刷霸州有限公司
经　　　销：全国新华书店
开　　　本：185mm×260mm　　　印　　张：7.75　　　字　　数：178千字
版　　　次：2022年6月第1版　　　　　　　　　　印　　次：2022年6月第1次印刷
定　　　价：78.00元

产品编号：086862-01

编写者名单

主编 谢 兰

编者（按姓氏笔画排序）

刘晓玲　那　洁　李怡婷

谢　兰　戴　蓓

前　言

　　本书编写的目的是给人体胚胎学课程的教学提供参考图谱。人体胚胎学课程的教学常常和组织学联系在一起，胚胎学的专门内容与图片占比较少。本书特点：一是以胚胎发育过程中的形态发生为主线，采用人类胚胎示例标本、组织切片、立体模型和手绘彩图为素材，同时结合简明的文字说明，全面、系统、生动地展示了人体胚胎发育的复杂过程，非常有利于学生理解胚胎学的理论知识；二是按照人体胚胎学课程的教学进度来编排，从胚胎学总论到各系统发生，再到先天畸形等章，均配备相应的图像素材，学生在进行胚胎学课程学习的时候，可对照图谱来加深课堂理论学习的印象，更加直观地了解胚胎发育过程，提高学习效果；三是兼顾基础和前沿，纳入了辅助生殖技术等新兴领域的图片。

　　本书共分14章，第1～4章为胚胎学总论的相关图片、第5～13章为胚胎学各论即系统发生的相关图片、第14章为先天畸形的标本图片，全书总共包含100余幅图片，每幅图片加以文字解说，方便学生理解相应的知识点。并且，文字解说部分，均包含了相应内容的专业英语词汇，供学生学习和参考。

　　本书为清华大学人体胚胎学课程的MOOC教学配套用书，为人体胚胎学基础和临床的教与学提供有力帮助。本书可作为组织学与胚胎学或人体胚胎学、发育生物学等学科的辅助教材，帮助医学院校和普通高校医药、生物相关专业的本科生全面理解人类胚胎发生发育的全过程。

　　本图谱中可能存在错漏之处，期待获得广大师生与其他相关读者的反馈与指正。

谢　兰

2022年3月

目　　录

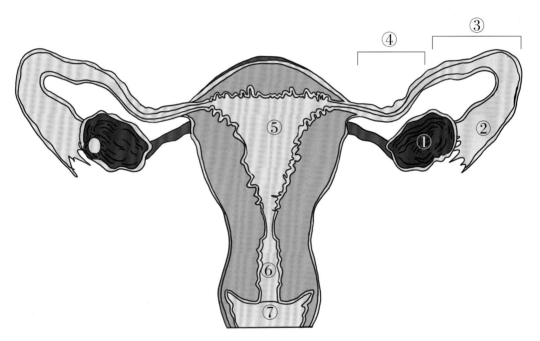

图1.1 女性内生殖器模式图。女性内生殖器由①卵巢（ovary）、②-③-④输卵管（oviduct）、⑤-⑥子宫（uterus）和⑦阴道（vagina）组成。输卵管包括：②输卵管伞部，有拾取卵子的作用，也是手术中辨别输卵管的标志；③输卵管壶腹部，卵子多在此受精，也是异位妊娠高发处；④输卵管峡部，输卵管结扎术常在此进行；⑤子宫体向下部分为⑥子宫颈，可分泌宫颈黏液。

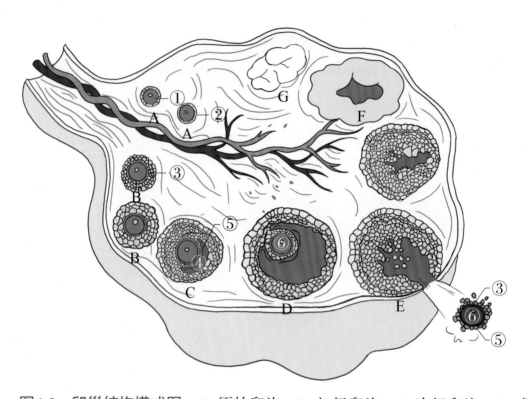

图1.2 卵巢结构模式图。A. 原始卵泡；B. 初级卵泡；C. 次级卵泡；D. 成熟卵子；E. 排卵；F.黄体；G.白体。卵泡由卵母细胞（oocyte）和周围的多个卵泡细胞组成，其发育呈周期性变化。A. 原始卵泡（primordial follicle），由①初级卵母细胞（primary oocyte）和单层扁平②卵泡细胞（follicular cell）组成；B. 初级卵泡（primary follicle），卵泡细胞增殖为立方多层，卵母细胞与卵泡细胞间出现卵周间隙，二者共同分泌形成嗜酸性膜③透明带（zona pellucida）；C. 次级卵泡（secondary follicle），出现含有卵泡液（follicular fluid）的④卵泡腔（follicular cavity），靠近透明带的一层高柱状卵泡细胞呈放射状排列，故名⑤放射冠（corona radiata）；D. 成熟卵泡（mature follicle），初级卵母细胞在排卵前36～48小时完成第1次成熟分裂，产生⑥次级卵母细胞（secondary oocyte）和第一极体（first polar body）；E. 排卵（ovulation），⑥次级卵母细胞连同③透明带、⑤放射冠与卵泡液一起排出；F. 残余卵泡壁连同卵泡膜及血管一起向卵泡腔内塌陷形成黄体（corpus luteum）；G. 如未受精，一段时间后黄体退化为白体（corpus albicans）。

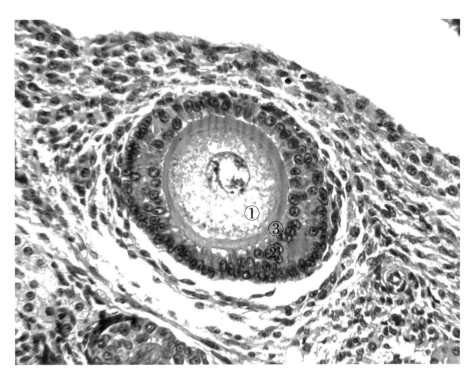

图1.3　卵巢切片光镜图（400×）。 切片正中示初级卵泡，由1个①初级卵母细胞和多层②卵泡细胞组成，初级卵母细胞与卵泡细胞间存在嗜酸性膜——③透明带。透明带由透明带蛋白（zona protein，ZP）组成，主要有ZP1、ZP2、ZP3和ZP4。其中ZP3是第一精子受体，介导精子和卵子的相互识别和特异性结合。

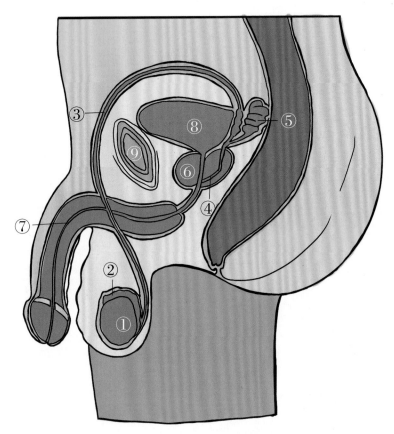

图1.4 男性内生殖器模式图。男性内生殖器由生殖腺、生殖管道和附属腺组成。生殖腺即①睾丸（testis），位于阴囊中，具有产生精子和分泌雄性激素的双重功能。男性生殖管道包括附睾、输精管、射精管、尿道4个部分。②附睾（epididymis）位于睾丸后外侧，可贮存精子并促进精子成熟；③输精管（seminiferous duct）为壁厚腔小的肌性管道，男性结扎手术通常在此进行；④射精管（ejaculatory duct）是输精管末端与⑤精囊（seminal vesicle）的排泄管汇合后穿行于⑥前列腺（prostate）内的管道；⑦尿道（urethra）具有排尿和排精的双重功能。附属腺包括⑤精囊、⑥前列腺和尿道球腺，其分泌物与生殖管道分泌物以及精子共同组成精液（semen）。图中还可见：⑧膀胱；⑨耻骨。

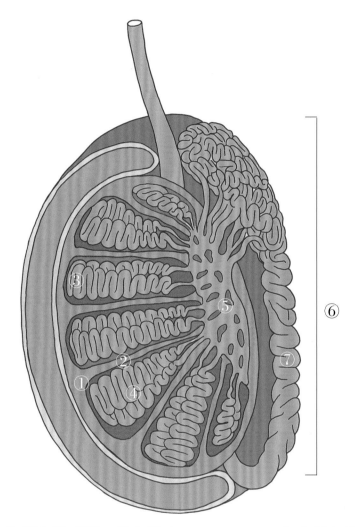

图1.5　睾丸和附睾模式图。①白膜（tunica albuginea）在睾丸后缘增厚形成②睾丸纵隔（mediastinum testis）。纵隔的结缔组织呈放射状伸入睾丸实质，将睾丸实质分成若干③睾丸小叶（lobuli testis），每个小叶内含有多条弯曲细长的④生精小管（seminiferous tubule），生精小管相互吻合形成⑤睾丸网（rete testis）。⑥附睾位于睾丸后外侧，分头、体、尾3部分，头部主要由输出小管（efferent duct）组成，体部和尾部由曲折的⑦附睾管（epididymal duct）组成。

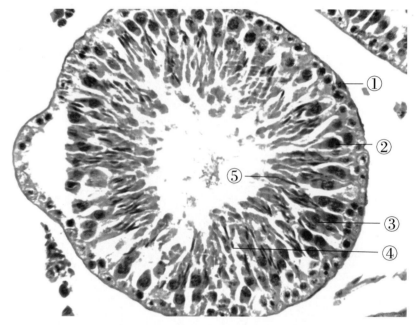

图1.6   生精小管光镜图（400×）。生精小管由支持细胞（Sertoli's cell）和生精细胞（spermatogenic cell）组成。从基底面到腔面，生精细胞多层排列，分别为①精原细胞（spermatogonium）；②初级精母细胞（primary spermatocyte）、③次级精母细胞（secondary spermatocyte）、④精子细胞（spermatid）和⑤精子（spermatozoon）。生精细胞镶嵌在支持细胞之间，代表着男性生殖细胞分化过程的不同发育阶段。

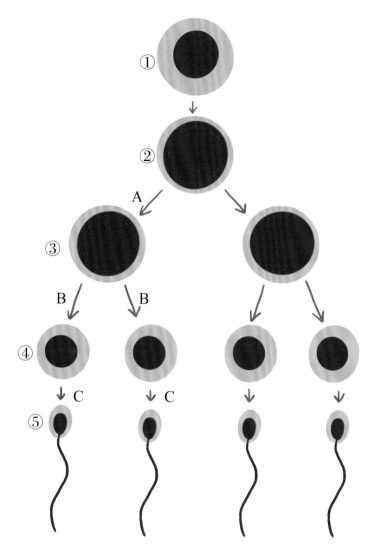

图1.7 精子减数分裂示意图。A. 第一次减数分裂；B. 第二次减数分裂；C.
精子形成。①精原细胞（46，XY）分为A、B两型，A型为生精细胞中的干
细胞，分裂增殖后一部分子细胞继续作为干细胞，另一部分分化为B型精原
细胞。B型精原细胞经数次分裂后分化为②初级精母细胞（46，XY）。初级
精母细胞发生A. 第一次减数分裂（meiotic division Ⅰ）产生③次级精母细胞
（23，X/Y）。次级精母细胞发生B. 第二次减数分裂（meiotic division Ⅱ）产
生④精子细胞（23，X/Y）。④精子细胞经过复杂的变态转变为精子，此过
程称C. 精子形成（spermiogenesis）。从①精原细胞形成⑤精子的过程称为精
子发生（spermatogenesis），包括精原细胞增殖、精母细胞减数分裂和精子
形成3个阶段。

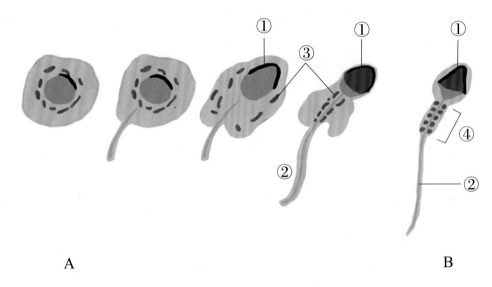

A   B

图1.8 精子形成示意图。A. 精子细胞；B. 精子。精子形成过程中，A图中精子细胞经过复杂的转变形成B图中精子。转变包括：核染色质高度浓缩，细胞核变长，成为精子头部的主要结构；高尔基复合体形成囊泡，融合为顶体囊泡，逐渐凹陷、覆盖于细胞核头端，形成①顶体（acrosome），和细胞核一起构成精子头部；在顶体的对侧发出轴丝，形成②精子尾部，或称为鞭毛（flagellum），使得精子可以游动；③线粒体（mitochondria）从细胞周边汇聚于轴丝附近形成线粒体鞘（mitochondrial sheath），即④精子颈部。

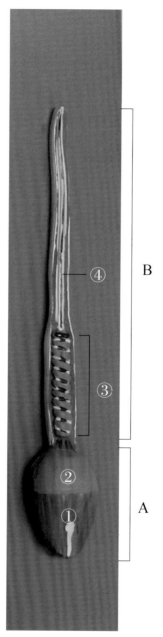

图1.9　**精子模型图**。A. 精子头部；B. 精子尾部。头部主要由①顶体和②细胞核构成，顶体内含多种水解酶，可发生顶体反应（acrosome reaction），帮助精子穿过卵子的放射冠和透明带。尾部又称鞭毛，是精子的运动装置，由颈段、中段、主段和末段4部分构成。其中，中段有线粒体汇聚于轴丝外侧形成③线粒体鞘，为精子尾部摆动提供能量；颈段中心粒发出微管，构成尾部中心的④轴丝（axial filament）。

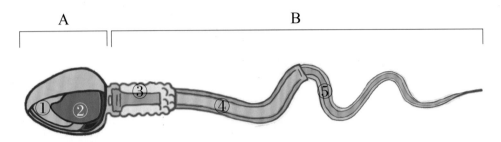

图1.10 精子结构模式图。A. 精子头部；B. 精子尾部。头部由①顶体和②细胞核构成，外被精子膜。顶体内含多种水解酶，可发生顶体反应帮助精子穿过卵子的放射冠和透明带。尾部又称鞭毛，是精子的运动装置，由颈段、中段、主段和末段4部分构成。其中，中段有③线粒体鞘汇聚于轴丝外侧，为精子尾部摆动提供能量；在主段线粒体鞘被④纤维鞘（fibrous sheath）取代；颈段中心粒发出微管，构成尾部中心的⑤轴丝。

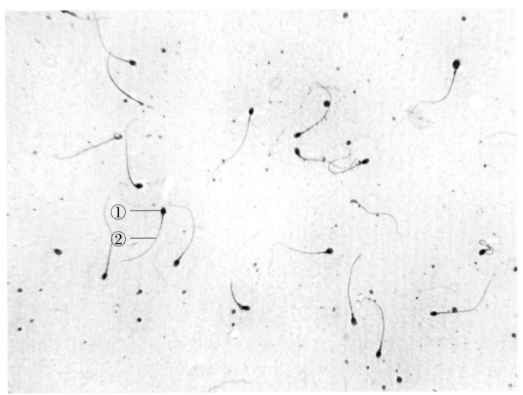

图1.11 人精子涂片光镜图（400×）。人精子采用巴氏染色法，在光学显微镜亮视野下观察，精子①头部的顶体区染成淡蓝色，顶体后区染成深蓝色。精子②尾部包括颈段、中段、主段和末段4部分，尾部中段可能染成略呈红色，尾部主段染成蓝色或淡红色，通过光学显微镜很难观察到精子末段。

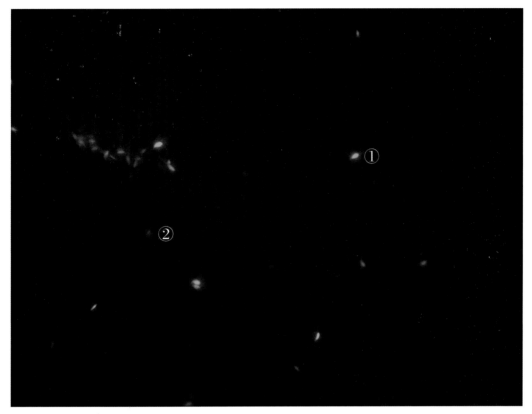

图1.12 **精子荧光染色显微图（400×）。** 使用SYBR Green I和碘化丙锭（propidium iodide，PI）染色可区分精子死活。SYBR Green I可快速被细胞吞入将核DNA染色，使得①活精子在荧光显微镜下呈现绿色。PI不能通过活细胞膜，但能穿过破损的细胞膜，嵌入②死精子的双链DNA中，呈现红色荧光。

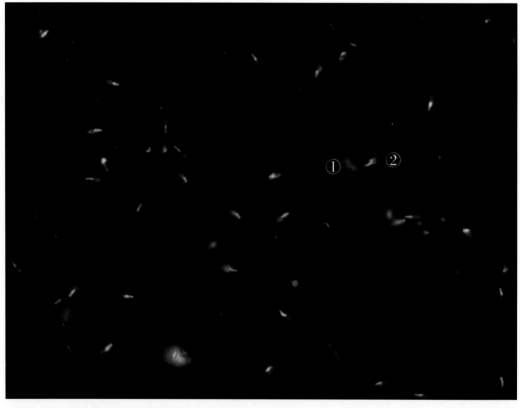

图1.13 精子线粒体荧光染色显微图（400×）。 通过JC-1染料荧光颜色可评估精子线粒体膜电位的状态。当精子线粒体膜电位较高时，JC-1荧光探针聚集在线粒体中形成聚合体，经488 nm激光激发呈①红色荧光（发射波长585/590 nm），提示线粒体功能良好；当精子线粒体膜电位较低时，JC-1荧光探针在线粒体中呈单体，经488 nm激光激发呈②绿色荧光（发射波长514/529 nm），表明精子线粒体功能异常。

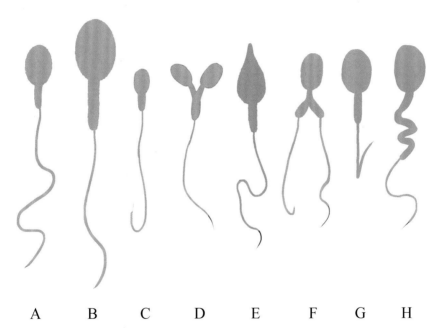

A　　B　　C　　D　　E　　F　　G　　H

图1.14　精子正常和异常形态模式图。A. 正常精子；B. 大头；C. 小头；D. 双头；E. 锥形头；F. 双尾；G. 短尾；H. 线粒体鞘发育异常，表明精子线粒体功能异常。

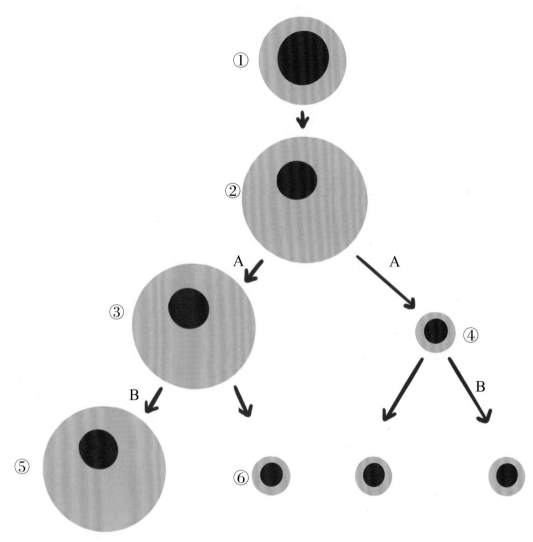

图1.15 **卵子减数分裂示意图**。A. 第一次减数分裂；B. 第二次减数分裂。
①卵原细胞（ovogonium）（46，XY）在出生后5个月完成分裂分化，成
为②初级卵母细胞（primary oocyte）（46，XY）。初级卵母细胞在排卵前
36~48小时发生A. 第一次减数分裂产生1个③次级卵母细胞（secondary
oocyte）和1个④第一极体（first polar body）。次级卵母细胞在受精后完成
B. 第二次减数分裂产生1个⑤卵子（ovum）（23，X/Y）和1个⑥第二极体
（secondary polar body）；第一极体也均等分裂为2个第二极体。从①卵原细
胞发育为⑤卵子的过程称为卵子发生（oogenesis）。

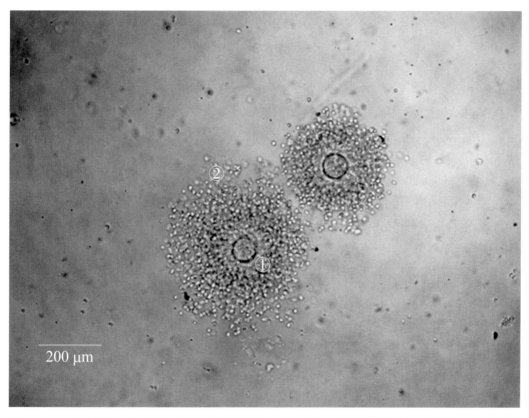

图1.16 卵细胞-卵丘复合体光镜图（400×）。自然排卵时，①卵母细胞外周包裹透明带，和②卵丘细胞（cumulus cell），构成卵冠丘复合体（oocyte-corona-cumulus complex，OCCC）。卵丘细胞在卵母细胞的发育、成熟、排卵、受精以及受精卵发育过程中均发挥重要作用。次级卵母细胞细胞从卵泡壁脱落，和透明带、放射冠与卵泡液一起从卵巢排出的过程称为排卵。

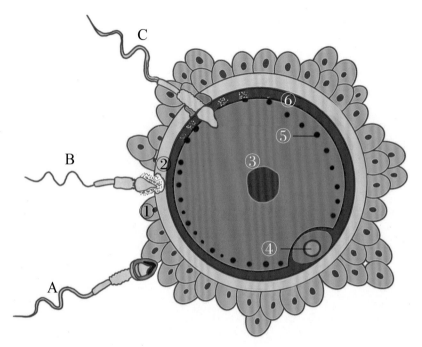

图1.17 受精过程示意图。A. 精子接近卵冠丘复合体；B. 获能精子发生顶体反应，C. 精子进入卵母细胞。受精发生时，首先，A为精子接近卵冠丘复合体；随后，B为精子获能发生顶体反应（acrosome reaction），穿过①放射冠细胞间质和②透明带；由此，C为精子进入③卵母细胞，卵母细胞及④极体开始第二次减数分裂；同时，精卵细胞膜的融合激发皮质反应（cortical reaction），卵子内⑤皮质颗粒（cortical granule）释放糖蛋白进入⑥卵周间隙（perivitelline space）。进入卵周间隙的糖蛋白使透明带结构发生变化，透明带糖蛋白3（zona pellucida glycoprotein 3，ZP3）分子变性，不能再与精子结合，称为透明带反应（zona reaction）。皮质反应和透明带反应阻止多精入卵（polyspermy）。

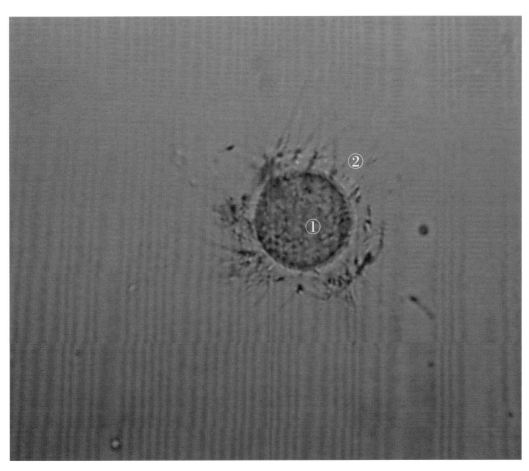

图1.18 小鼠精子与卵结合光镜图（400×）。可见①小鼠卵子被多个②小鼠精子围绕。

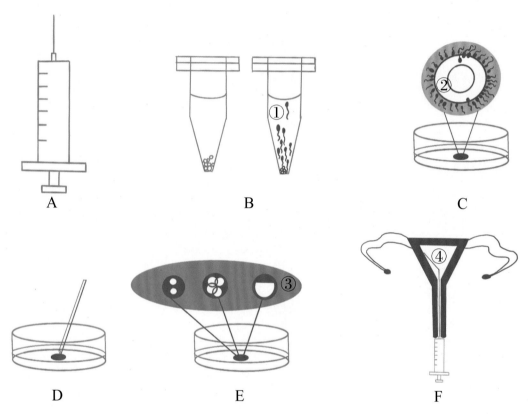

图2.1 体外受精-胚胎移植术流程示意图。体外受精-胚胎移植术（*in vitro fertilization and embryo transfer*，IVF-ET）包括以下几个步骤：A. 卵巢穿刺取卵；B. 上游法（swim-up method）分离精子，获得动力较高的①精子；C. 向特定的培养液滴中加入②卵子与精子，使精卵发生结合；D. 受精卵（fertilized ovum）转移至特定的培养基中；E. 受精卵经过体外培养形成③囊胚（blastocyst）；F. 囊胚移植回④母体子宫（uterus）。

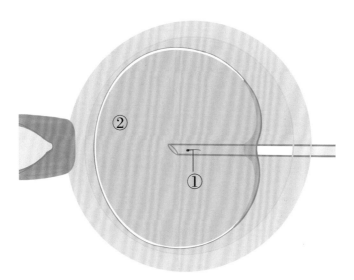

图2.2　卵胞浆内单精子注射示意图。卵胞浆内单精子注射（intracytoplasm sperm injection，ICSI）是在显微镜下将经过处理的单个①精子直接注入②卵子的胞浆内，从而达到使卵子受精的目的。

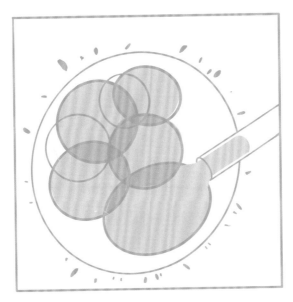

图2.3　胚胎植入前遗传学诊断示意图。胚胎植入前遗传学诊断（preimplantation genetic diagnosis，PGD）是在胚胎着床之前，对配子或胚胎进行遗传物质分析，将诊断无遗传病的胚胎移植回子宫，从而阻止遗传病患儿的出生。PGD以体外授精与胚胎移植技术为发展基础，结合了显微操作技术、胚胎学、遗传学和分子生物学研究。如图所示，PGD可在胚胎发育至6～8细胞阶段，活检取出1或2个细胞进行DNA分析，筛选出正常的胚胎。

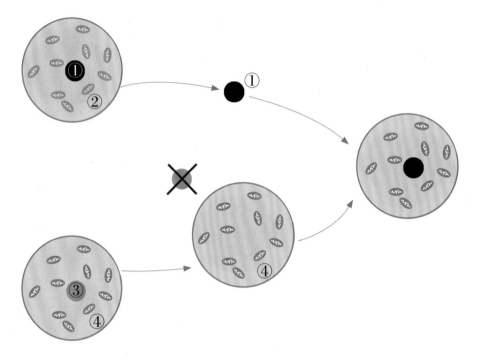

图2.4   人卵细胞胞浆置换术示意图。卵细胞胞浆置换术（germinal vesicle transfer）又称为卵细胞核移植技术，即第4代试管婴儿技术。将受者的卵细胞取出①细胞核，而不要胞浆和其中的②线粒体；将供者的卵细胞去除③细胞核，而保留胞浆和其中的④线粒体；将受者卵细胞核移植到供者去除了细胞核的卵子内，再和精子结合，形成受精卵。这样诞生的孩子将会继承一位父亲和两位母亲的遗传物质，也就是所谓的"三亲婴儿"（three-parent baby）。

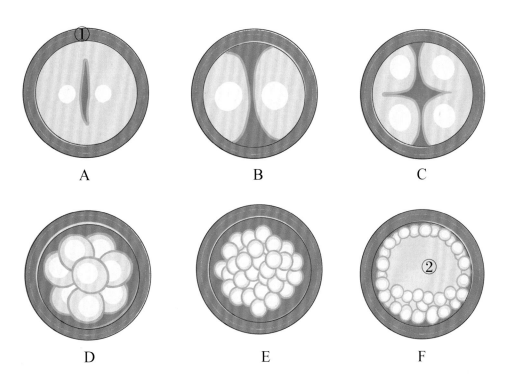

图3.1　卵裂模式图。A. 分裂中的受精卵（含雌雄原核）；B. 二细胞期；C. 四细胞期；D. 八细胞期；E. 桑葚胚；F. 囊胚。卵裂（cleavage）是受精卵在①透明带内不断分裂至形成胚泡（blastocyst）的过程。该过程中卵裂球（blastomere）数目不断增多，细胞体积逐渐变小，形成多细胞的实心球体，即 E. 桑椹胚（morula）。F. 囊胚又称为胚泡，是由桑椹胚进一步发育而来的，含有②囊胚腔（blastocoele）的细胞球。人类囊胚常形成于受精后第5~6天，是胚胎体外发育的终末阶段。

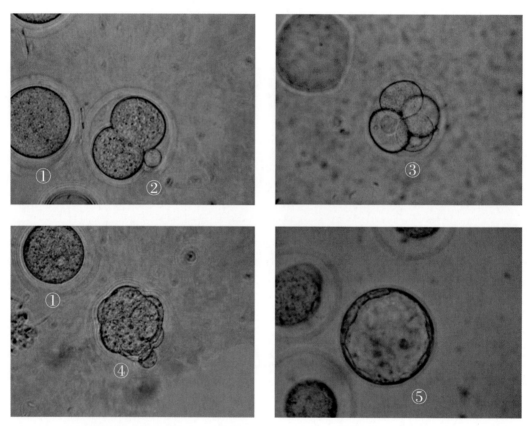

图3.2　小鼠受精卵不同阶段光镜图（400×）。①受精卵；②二细胞期；③四细胞期；④桑葚胚；⑤囊胚。

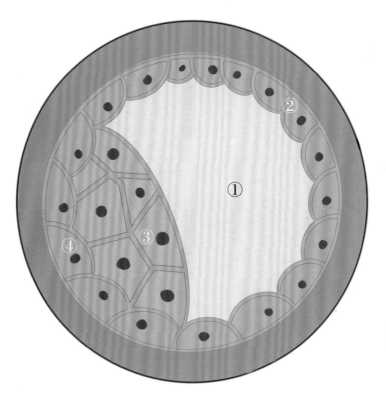

图3.3 囊胚模式图。桑葚胚进入子宫腔后，卵裂球之间逐渐出现1个大腔，称①囊胚腔（blastocoele），细胞呈不对称分布，形成囊胚。囊胚的细胞分化为两个部分，周围环绕的单层扁平细胞为②滋养层细胞（trophoblast），聚集在囊胚一侧的成团细胞称③内细胞团（inner cell mass），紧贴内细胞团侧的滋养层称为④极端滋养层（polar trophoblast）。

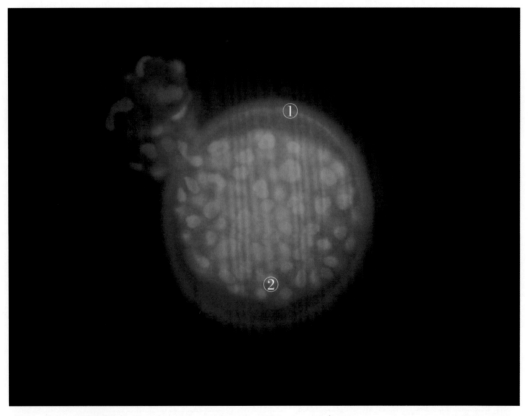

图3.4　小鼠囊胚荧光染色显微图（600×）。随着囊胚的生长，①透明带破裂，②囊胚从透明带中孵出。通过染色法，可对囊胚进行细胞计数，辅助判断囊胚的质量。

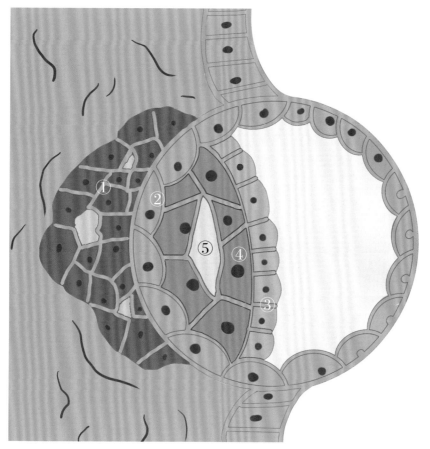

图3.5 囊胚植入示意图。囊胚逐渐埋入子宫内膜中的过程称为植入（implantation），或叫着床（imbed）。该过程中，滋养层细胞逐渐增生，并分化为2层：外层的①合体滋养层（syncytiotrophoblast）和内层的②细胞滋养层（cytotrophoblast）。内细胞团也分化成2层：靠近胚泡腔的为③下胚层（hypoblast），靠近极端滋养层的为④上胚层（epiblast），合称二胚层胚盘（bilaminar germ disc）。上胚层内逐渐出现⑤羊膜腔（amniotic cavity）。

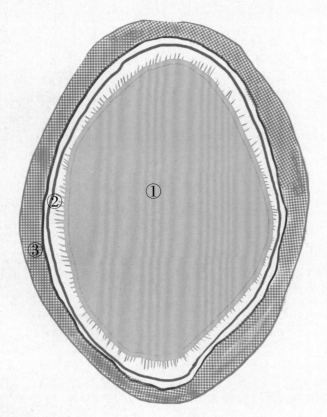

图3.6　二胚层胚盘模式图（背面观）。胚泡植入前后，内细胞团逐渐分化为上、下胚层，形成二胚层胚盘。从背面观察，可以看到：①上胚层；②羊膜切缘；③胚外中胚层（extraembryonic mesoderm）。

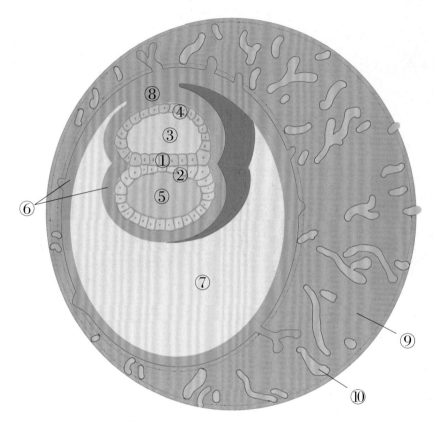

图3.7 二胚层胚盘立体模式图。二胚层胚盘期，内细胞团已分化出①上胚层和②下胚层，上胚层与极端滋养层分离，中空形成③羊膜腔，上胚层周边细胞分化形成④羊膜（amnion）上皮，包绕羊膜腔。下胚层中形成⑤卵黄囊（yolk sac）。图中还可见：⑥胚外中胚层；⑦胚外体腔（extraembryonic coelom）；⑧体蒂（connecting stalk）；⑨绒毛膜（chorion）和⑩绒毛（chorionic villus）。

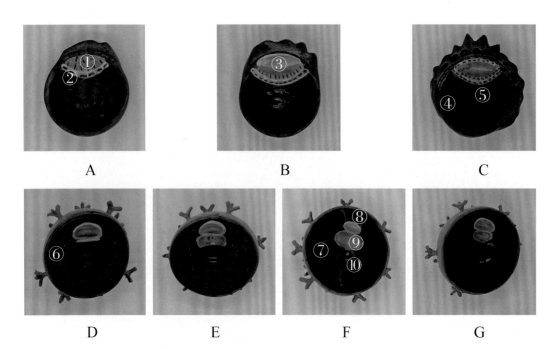

图3.8　二胚层发育模型图。A～G为二胚层发育过程。A. 内细胞团分化为①上胚层和②下胚层；B. 上胚层内形成③羊膜腔；C. 下胚层边缘的细胞向胚泡腔内增生，形成④外体腔膜（exocoelomic membrane），即Heuser膜，在腹侧相遇后和下胚层共同形成1个囊，即⑤初级卵黄囊（primary yolk sac）；D. ⑥胚外中胚层增厚，中间出现小的腔隙；E. 胚外中胚层进一步增厚，逐渐融合成1个大腔即胚外体腔（extraembryonic coelom），胚外体腔将胚外中胚层分隔成覆盖在卵黄囊表面的胚外脏壁中胚层和铺衬在滋养层内表面的胚外体壁中胚层；F. ⑦胚外体腔的扩大使胚盘等结构被⑧体蒂（connecting stalk）悬吊在滋养层内，下胚层周边细胞沿外体腔膜向下迁移，最终形成初级卵黄囊内部的1个小囊，即⑨次级卵黄囊（secondary yolk sac），初级卵黄囊继而萎缩退化为⑩外体腔泡（exocoelomic cyst），位于胚外体腔中；G. 胚外体腔继续增大，外体腔泡萎缩消失。

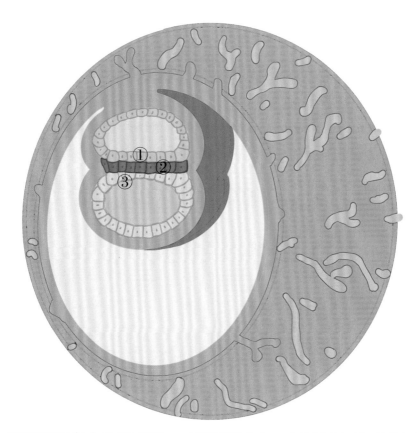

图3.9 三胚层胚盘立体模式图。 三胚层胚盘与二胚层胚盘的不同之处在于：上胚层分化成①外胚层（ectoderm）、②中胚层（mesoderm）和③内胚层（endoderm），内胚层完全置换了原来的下胚层。

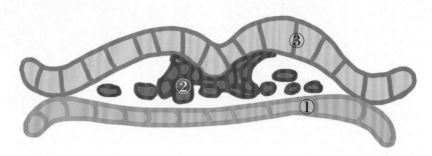

图3.10   三胚层胚盘模式图（横切面）。 上胚层细胞增生，向原条方向迁移并经原条下陷。下陷的细胞首先迁入下胚层，并逐渐置换了下胚层细胞，从而形成了一层新的细胞，称①内胚层。经原条迁移的另一部分上胚层细胞在上胚层与新形成的内胚层之间扩展，逐渐形成了一层新细胞，称为胚内中胚层（intraembryonic mesoderm），即②中胚层。形成内胚层和中胚层之后的上胚层，改称③外胚层。可见，内、中、外3个胚层都来自上胚层细胞。

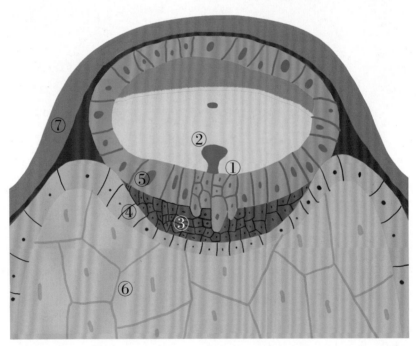

图3.11   三胚层形成过程示意图。 上胚层尾侧中轴线处细胞聚集成①原条（primitive streak），其头端的结节状突起称为②原结（primitive node），原结背侧凹陷，称为原凹（primitive pit）。原条细胞部分向上、下胚层之间迁移，形成③中胚层，部分还向下胚层中迁移、增殖，最终完全取代下胚层，成为④内胚层。中、内胚层形成后，上胚层改称⑤外胚层。图中还可见：⑥卵黄囊和⑦胚外中胚层。

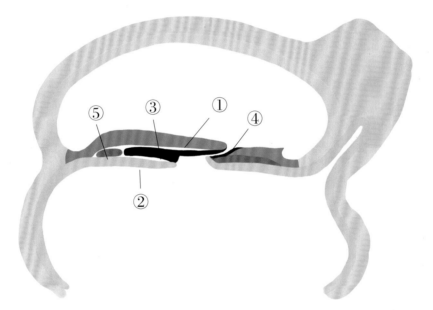

图3.12　脊索发生示意图。上胚层细胞通过原条向下迁移，在①上胚层和形成中的②内胚层中向头侧扩展成1个细胞柱，即③脊索突（notochordal process），又称头突（head process），脊索突后变成中空的脊索管（notochordal tube）。脊索管背侧和神经管相通，腹侧和未来的肠管相通，故称为④神经肠管（neurenteric canal）。图中还可见：⑤中胚层。

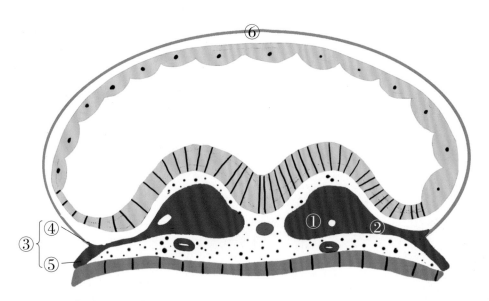

图3.13　中胚层形成和分化示意图。 三胚层胚盘形成后，3个胚层各自开始分化。中胚层分化为3部分：从脊索两侧由内向外依次是①轴旁中胚层（paraxial mesoderm）、②间介中胚层（intermediate mesoderm）和③侧中胚层（lateral mesoderm）。侧中胚层进一步分为④体壁中胚层（somatopleuric mesoderm）和⑤脏壁中胚层（splanchnopleuric mesoderm）2部分。轴旁中胚层断裂成团块状，称为体节（somite），分化为皮肤的真皮和皮下组织、骨骼肌和中轴骨骼。间介中胚层将来分化为泌尿生殖系统的主要器官。脏壁中胚层覆盖着内胚层，将来分化为消化管壁上的平滑肌、结缔组织和腹膜、胸膜、心包膜的脏层；体壁中胚层铺衬在外胚层内面，将来分化为体壁的肌肉、结缔组织和腹膜、胸膜、心包膜的壁层。体壁中胚层和脏壁中胚层之间的腔隙，称为胚内体腔（intraembryonic coelom），分化为心包腔、胸腔和腹腔。

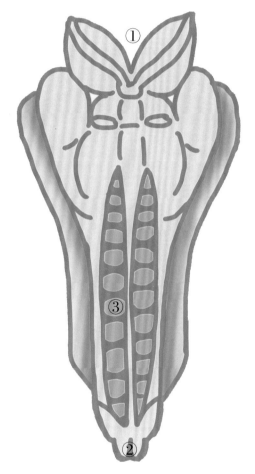

图3.14　神经管形成示意图。三胚层胚盘形成后，3个胚层开始各自分化。脊索诱导外胚层细胞增生形成神经板（neutral plate），中央凹陷成神经沟（neutral groove），神经沟从中段逐渐向两端闭合形成神经管（neutral tube），其头端暂未闭合的孔称为①前神经孔（anterior neuropore），尾端则称②后神经孔（posterior neuropore）。中胚层靠近中轴的一部分分化为轴旁中胚层，进一步形成多对③体节。

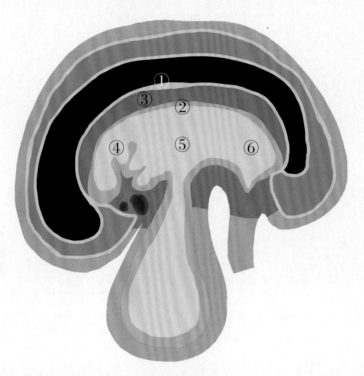

图3.15　**原始消化管模式图**。人圆柱状胚体形成后，①外胚层居于胚体外侧，②内胚层卷入体内，形成原始消化管（primitive digestion duct），即原肠（primitive gut）。③中胚层位于外胚层和内胚层之间。原始消化管从头端至尾端分为④前肠（foregut）、⑤中肠（midgut）、⑥后肠（hindgut）3部分，原始消化管将来分化形成消化道和消化道上皮、呼吸道上皮和肺上皮，以及甲状腺、甲状旁腺上皮、中耳鼓室上皮、胸腺上皮、膀胱和阴道上皮等。

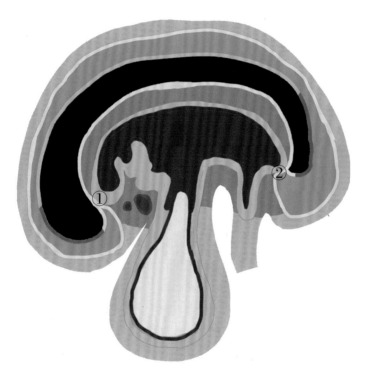

图3.16 口咽膜和泄殖腔膜模式图。三胚层结构形成后，脊索头侧和原条尾侧各有一个小区域中没有中胚层，内、外胚层直接相贴，前端为①口咽膜（buccopharyngeal membrane），后端为②泄殖腔膜（cloacal membrane），将来各自分化形成口和肛门。人圆柱状胚体形成后，二者各自封闭原始消化管的头端和尾端。

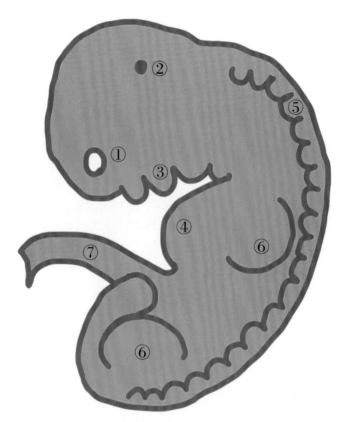

图3.17　圆柱状胚体外形模式图。人圆柱状胚体形成的同时，全身各部分增殖分化，形成各种结构。面部形成①视泡（optic vesicle）、②听板（otic placode）、6对③鳃弓（pharyngeal arch），胸部可见④心隆起（cardiac bulge），背部出现多对⑤体节，身体侧面突起成4个⑥肢芽（limb bud），胚胎通过⑦脐带（umbilical cord）与母体相连。脐带内部有卵黄囊、尿囊、脐动脉、脐静脉等结构。

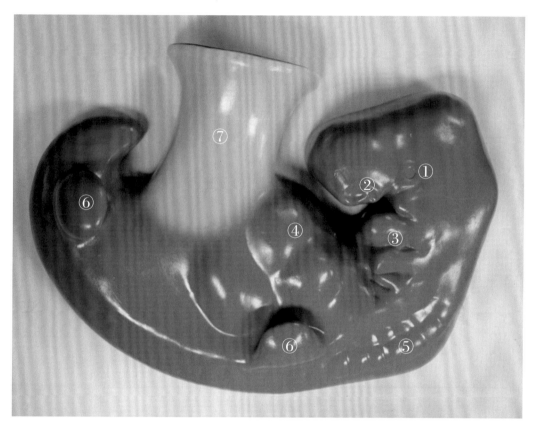

图3.18　圆柱状胚体模型图。模型中可见多个胚体的表面结构：①眼原基；
②鼻板（nasal placode）；③鳃弓；④心隆起；⑤体节；⑥肢芽和⑦脐带。

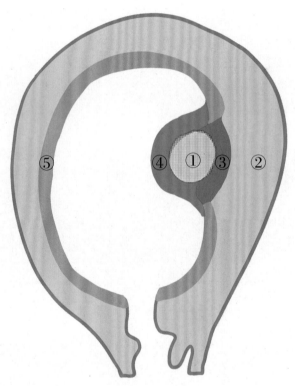

图4.1 子宫蜕膜模式图。①胚泡植入子宫内膜后，基质细胞肥大，分化为富含糖原和脂滴的蜕膜细胞（decidual cell），内膜进一步增厚为蜕膜（decidua），这些变化称为蜕膜反应（decidua reaction）。位于胚泡深面，在①胚泡与②子宫肌层之间的蜕膜称为③基蜕膜（decidua basalis），将随胚胎发育不断扩大、增厚，参与胎盘的形成。覆盖胚泡浅层，靠近子宫腔侧的蜕膜称为④包蜕膜（decidua capsularis）；子宫壁其余部分的蜕膜称为⑤壁蜕膜（decidua parietalis）。④包蜕膜和⑤壁蜕膜将逐渐退化变薄。

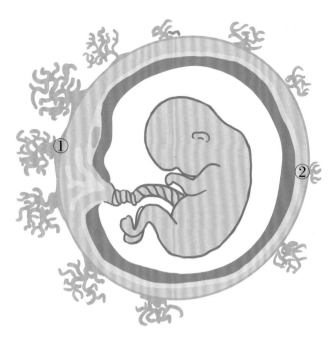

图4.2 绒毛膜模式图。绒毛膜（chorion）由滋养层和衬于其内面的胚外中胚层组成。人胚发育早期，绒毛（chorionic villus）均匀分布于整个绒毛膜表面。人胚发育3个月起，绒毛膜逐渐分成2部分：①丛密绒毛膜（villous chorion）和②平滑绒毛膜（smooth chorion）。基蜕膜侧血供充足，绒毛生长迅速，分枝茂密，故称为丛密绒毛膜。丛密绒毛膜与基蜕膜共同组成胎盘。包蜕膜侧血供不足，绒毛逐渐萎缩，最后消失，成为平滑绒毛膜。

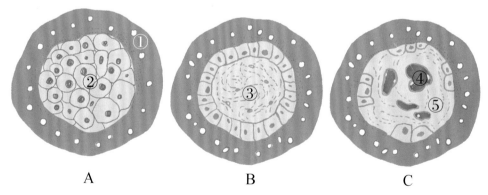

图4.3 绒毛干分化发育示意图（横切面）。A. 初级绒毛干（primary stem villus）；B. 次级绒毛干（secondary stem villus）；C. 三级绒毛干（tertiary stem villus）。人胚发育第2周，①合体滋养层和②细胞滋养层共同向胚泡表面突起，形成初级绒毛干。人胚发育第3周，③胚外中胚层长入初级绒毛干中轴内，改称为次级绒毛干。当胚外中胚层分化出④毛细血管和⑤结缔组织时，改称为三级绒毛干。

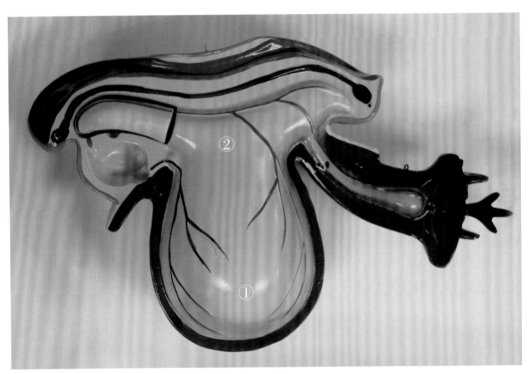

图4.4　卵黄囊模型图。①卵黄囊（yolk sac）是连接于②原始消化管（primitive gut）腹侧的囊状结构，由胚外内胚层和胚外中胚层组成。

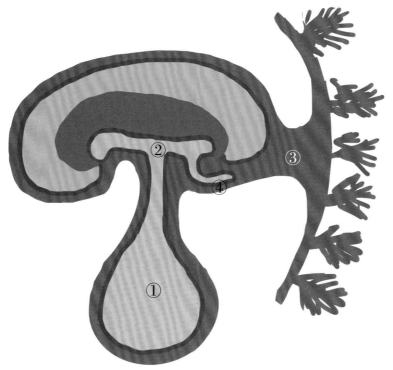

图4.5 卵黄囊和尿囊模式图。①卵黄囊是连接于②原始消化管腹侧的囊状结构，由胚外内胚层和胚外中胚层组成。人胚发育第3周，卵黄囊尾侧向③体蒂内伸出1个指状盲囊，称为④尿囊（allantois），被羊膜包入脐带中。尿囊中的尿囊动脉和尿囊静脉演变为脐动脉（umbilical artery）和脐静脉（umbilical vein）。尿囊逐渐转变为脐尿管，后闭锁成为脐中韧带。

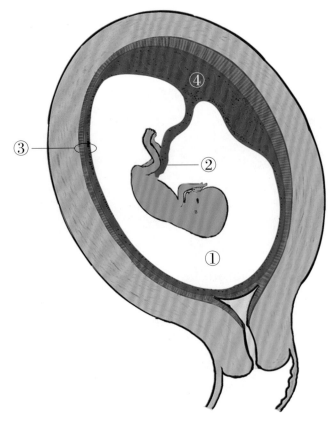

图4.6　胎膜和胎盘模式图。单层羊膜上皮和胚外中胚层组成一层半透明的
坚韧薄膜，称为羊膜（amnion）。羊膜围绕①羊膜腔形成羊膜囊（amniotic
sac），其中充满羊水（amniotic fluid）。随着胚体形成、羊膜腔扩大和胚体凸
入羊膜腔内，羊膜在胚体腹侧包裹卵黄管、体蒂和尿囊等结构，形成②脐带
（umbilical cord）。羊膜腔的扩大逐渐使羊膜与绒毛膜紧贴，胚外体腔消失。
③示已融合的羊膜、绒毛膜、壁蜕膜，子宫腔消失。胎儿通过脐带与④胎盘
（placenta）相连，和母体进行物质交换。

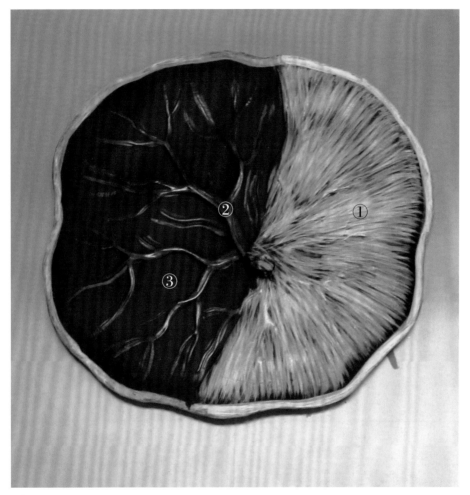

图4.7 **人胎盘模型图。**人胎盘（placenta）是由胎儿的丛密绒毛膜和母体的基蜕膜共同构成的圆盘状结构，可分为胎儿面和母体面。图中展示的是胎儿面，右侧示胎儿面光滑，覆盖①羊膜；左侧示剥离羊膜后，可见②脐血管分支和③绒毛膜板。

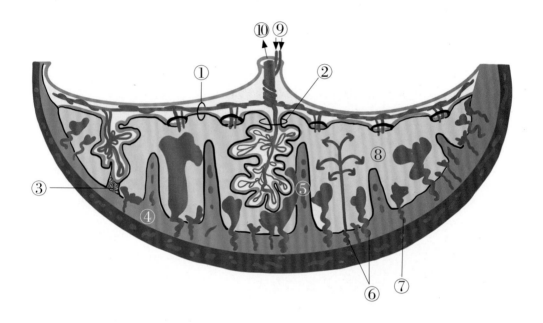

图4.8　胎盘结构和血液循环示意图。 在胎盘的胎儿面，羊膜下方的①丛密绒毛膜形成绒毛膜板（chorionic plate），脐血管分支走行于板中，绒毛膜板上发出许多②绒毛干，绒毛干的末端借③细胞滋养层壳（cytotrophoblast shell）固定于④基蜕膜上。在胎盘的母体面，基蜕膜形成短隔深入到绒毛间隙之中，称为⑤胎盘隔（placental septum），将胎盘分隔为若干胎盘小叶（cotyledon）。⑥子宫螺旋动脉（uterine spiral artery）与⑦子宫静脉（uterine vein）分支开口于⑧绒毛间隙（intervillous space），绒毛沐浴在母血中吸收营养物质并排出代谢废物。母体的血液循环起自子宫动脉，汇入子宫静脉；胎儿的血液循环起自⑨脐动脉（umbilical artery），经绒毛内毛细血管，汇入⑩脐静脉（umbilical vein）。

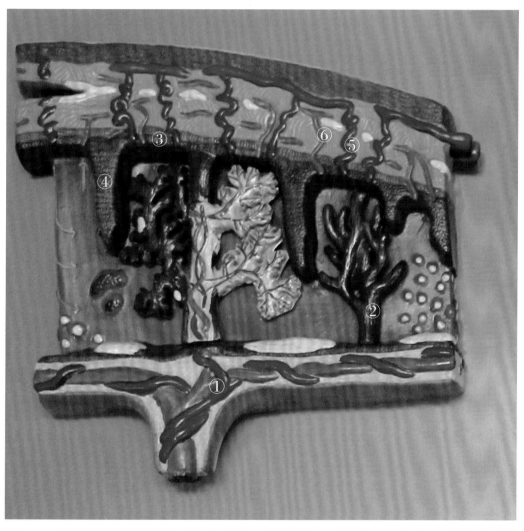

图4.9 胎盘局部模型图。图中可见如下结构：①脐动、静脉；②绒毛干；③基蜕膜；④胎盘隔；⑤子宫螺旋动脉；⑥子宫静脉分支。

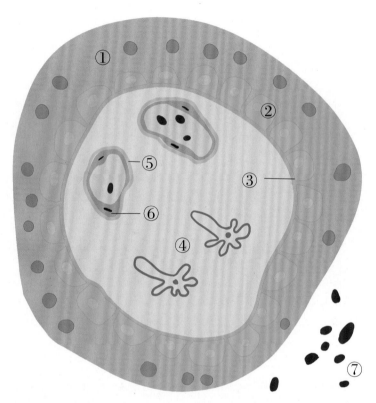

图4.10 胎盘屏障模式图。胎儿血与母体血在胎盘内进行物质交换所通过的结构称为胎盘屏障（placental barrier）或胎盘膜（placental membrane）。早期人胚的胎盘膜较厚，从绒毛间隙到绒毛毛细血管内依次由①合体滋养层、②细胞滋养层及③基膜、④绒毛结缔组织、⑤毛细血管基膜及⑥血管内皮细胞组成。胚胎发育后期由于细胞滋养层逐渐消失，胎盘屏障变薄，⑦母血与胎儿血之间仅隔合体滋养层、共同基膜和绒毛毛细血管内皮3层。

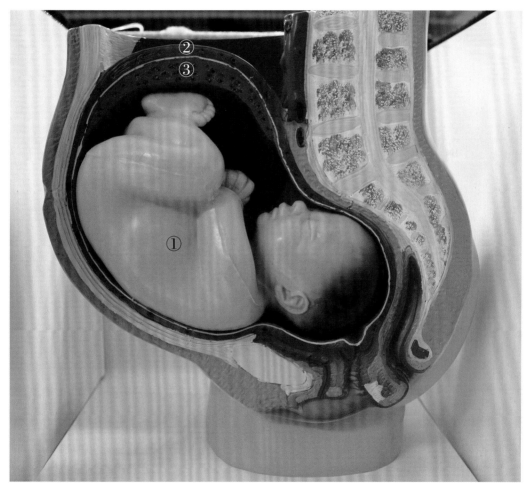

图4.11　胎儿和母体关系模型图。①胎儿在母体②子宫中生长，两者拥有各自的封闭血液循环系统，互不相通，胎儿通过③胎盘与母体进行物质交换。

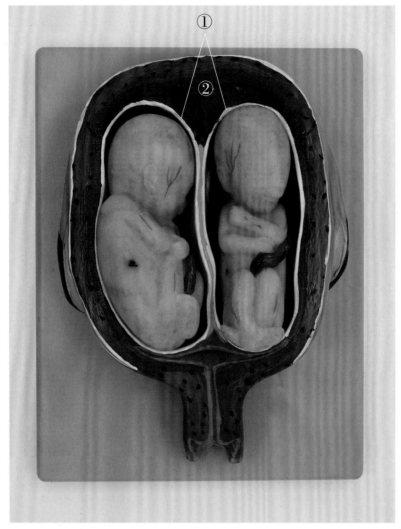

图4.12　双胎模型图。双胎又称孪生，可分为两大类情况。双卵孪生（dizygotic twins）指1次排出2个卵细胞，均受精后发育成2个胚胎，2个胎儿的遗传基因不完全一样，每个胚胎均有各自的胎膜和胎盘。单卵孪生（monozygotic twins）指由1个受精卵发育成2个胚胎，遗传基因完全相同。若在卵裂早期分离，则双胎具有各自独立的胎盘和羊膜囊；若在内细胞时期一分为二，则双胎共用1个胎盘，但有各自的羊膜囊；若在原条形成期分离，则双胎共用1个胎膜和羊膜囊，易出现连体双胎（conjoined twins）。图中可见两个胚胎具有各自的①羊膜囊而共用②胎盘，判断为单卵孪生，且很可能是在内细胞团时期发生分离。

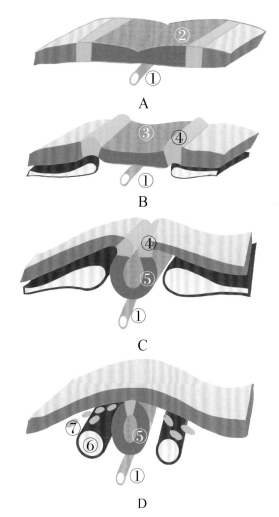

图5.1　神经板形成示意图。A～D为神经板折叠过程。A. ①脊索（notochord）诱导其背部的神经外胚层增厚，形成头端宽、尾端窄的椭圆形细胞板，即②神经板（neutral plate）；B. 神经板凹陷成③神经沟（neutral groove），并逐渐加深，沟两侧边缘隆起称为④神经褶（neutral fold）；C. 两侧神经褶逐渐靠近、愈合，使神经板闭合为⑤神经管（neutral tube）；D. 神经管两侧的中胚层分化为轴旁中胚层，进一步分化为⑥体节（somite），在神经管形成的过程中，神经沟边缘的细胞游离出来，形成2条与神经管平行的细胞索，称为⑦神经嵴（neural crest）。

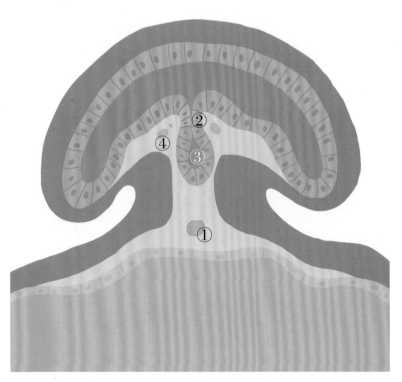

图5.2　神经板折叠示意图。在①脊索的诱导下，神经外胚层增生形成神经板，神经板内陷为神经沟，沟两侧边缘隆起形成②神经褶，神经褶愈合，神经板闭合成为③神经管，神经管边缘细胞形成④神经嵴。

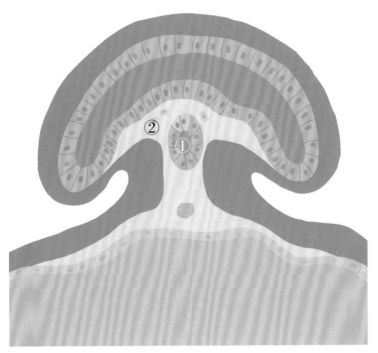

图5.3　神经嵴形成示意图。神经褶愈合后，神经沟闭合成为①神经管，神经沟边缘的细胞游离出来，形成2条与神经管平行的细胞索，称为②神经嵴。神经嵴可分化为周围神经系统的神经节、神经胶质细胞、肾上腺髓质的嗜铬细胞、黑色素细胞、滤泡旁细胞等。

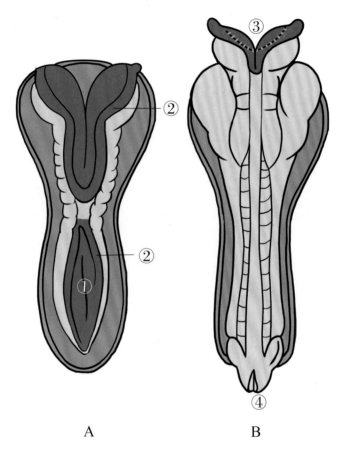

A   B

图5.4　神经孔闭合示意图。A. ①神经沟内陷，②神经褶从中部开始愈合；B.
神经沟愈合成管，愈合过程从中部向头尾两端进展，最后在头尾两端各留有
1个开口，头端的孔称为③前神经孔（anterior neuropore），大约在人胚发育
第25天闭合；尾端的孔称为④后神经孔（posterior neuropore），大约在人胚
发育第27天闭合。

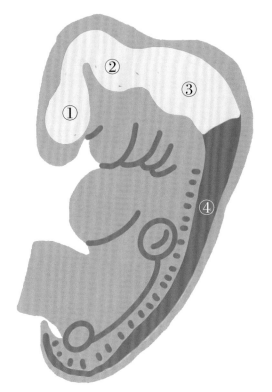

图5.5 脑泡形成示意图。人胚发育第4周末，神经管上段可见3处膨大，从前往后依次为①前脑泡（prosencephalon）、②中脑泡（mesencephalon）和③菱脑泡（rhombencephalon）。神经管的上段将分化为脑，管腔分化为中脑导水管、各个脑室；④神经管下段将分化为脊髓（spinal cord），管腔分化为脊髓中央管（central canal）。

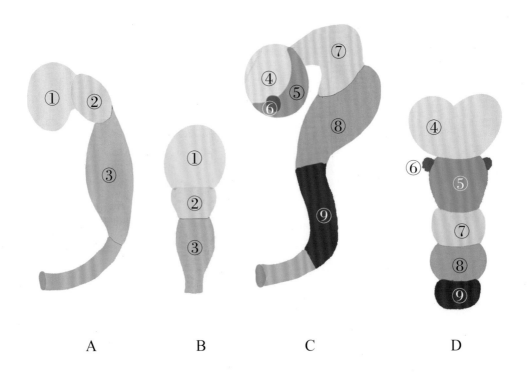

图5.6　脑泡分化示意图。A. 三脑泡期矢状面；B. 三脑泡期冠状面；C. 五脑泡期矢状面；D. 五脑泡期冠状面。人胚发育第4周末神经管头端形成3个膨起，分别为①前脑泡（prosencephalon）、②中脑泡（mesencephalon）和③菱脑泡（rhombencephalon）。三脑泡继续发育：前脑泡头端膨大成④端脑（telencephalon），尾端发育成⑤间脑（diencephalon），还向外膨出1对⑥视泡（optic vesicle），将发育成眼；中脑泡分化成⑦中脑；菱脑泡演变为头侧的⑧后脑（metencephalon）和尾侧的⑨末脑（myelencephalon）。后脑进一步分化为小脑（cerebellum）和脑桥（pons），末脑分化为延髓（medulla oblongata）。

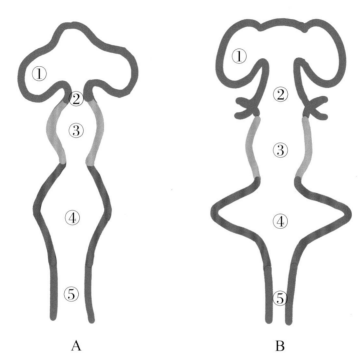

图5.7 脑室初步分化示意图。A. 脑室形成前期冠状面；B. 脑室形成后期冠状面。神经管上段发育成脑，前脑泡头端左右两侧各向外鼓出1个①侧脑室（lateral ventricle），尾侧管腔为②第三脑室（third ventricle）；中脑泡管腔将发育成③中脑导水管（mesencephalic aqueduct），而菱脑泡管腔将发育成④第四脑室（fourth ventricle）；神经管下端将发育为脊髓，其管腔发育为⑤中央管（central canal）。

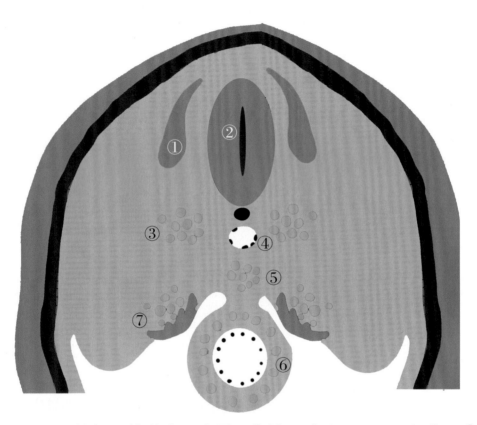

图5.8　周围神经系统发育示意图。①神经嵴（neural crest）位于②神经管的背外侧，是周围神经系统的原基。神经嵴细胞分化为脑脊神经节（cerebrospinal ganglion），属感觉神经节。胸段部分神经嵴细胞迁移形成③椎旁神经节（paravertebral ganglion），以及④主动脉前的⑤椎前神经节（prevertebral ganglion）。⑥副交感神经丛的来源尚有争议。另外神经嵴细胞还分化为⑦肾上腺髓质（adrenal medulla）及皮肤的黑色素细胞。

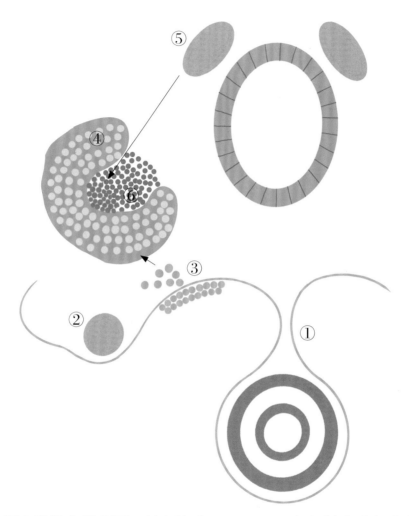

图 5.9　肾上腺发育示意图。肾上腺（adrenal gland）包括皮质和髓质，皮质来源于脏壁中胚层，髓质来源于神经嵴。①肠系膜根部和②生殖腺嵴之间的③中胚层表面上皮增生迁移，在人胚发育第5周形成胎儿期的④肾上腺皮质（adrenal cortex），在人胚发育第7周二次增生，围绕在胎儿皮质周围形成永久皮质；⑤神经嵴细胞迁移至皮质内侧，分化为嗜铬细胞和交感神经节细胞，形成⑥肾上腺髓质（adrenal medulla）。

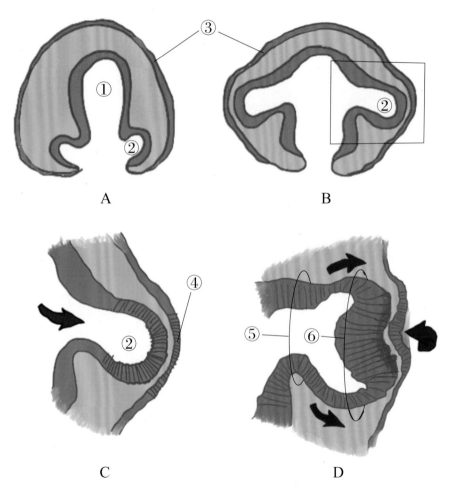

图6.1　视泡和晶状体泡发生示意图。A. 人胚发育第22天；B. 人胚发育第
24天；C. 人胚发育第24天，示局部区域；D. 人胚发育第28天。人胚发育第
4周，当神经管前端闭合成前脑时，①前脑泡（prosencephalon）左右向外膨
出1对②视泡（optic vesicle）。③表面外胚层在②视泡的诱导下，增厚形成
④晶状体板（lens placode）。②视泡近端变细形成⑤视柄（optic stalk），远端
膨大并内陷形成⑥视杯（optic cup）。

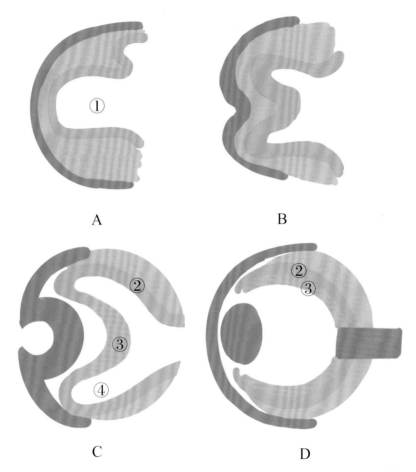

图6.2　视网膜发生示意图。A. 人胚发育第22天；B. 人胚发育第28天；C. 人胚发育第32天；D. 人胚发育第15周。视网膜（retina）由①视杯（optic cup）内、外2层共同分化而成。视杯外层分化为②视网膜色素上皮层（retinal pigment epithelium）；视杯内层分化为③视网膜神经上皮层（retinal sensory epithelium）。视杯内、外2层之间的④视泡腔逐渐变窄，直至2层直接相贴，构成视网膜视部。视杯的边缘部分化形成视网膜盲部，即睫状体和虹膜上皮。

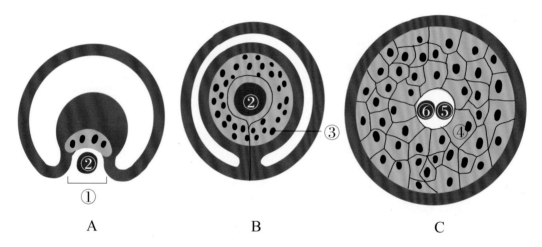

图6.3　视神经形成示意图。 A～C 为不同阶段视柄横切面。A. 人胚发育第 5 周，视杯和视柄底部形成 1 条纵沟，称为①脉络膜裂（choroid fissure），脉络膜裂内含②玻璃体动静脉；B. 人胚发育第 7 周，脉络膜裂封闭；C. 随视网膜的分化发育，③节细胞轴突向视柄内聚集，视柄内、外层细胞演变为星状胶质细胞和少突胶质细胞，并与节细胞轴突混杂在一起，形成④视神经纤维，视柄演变为视神经（optic nerve）。玻璃体动静脉则成为⑤视网膜中央动脉（central artery of retina）和⑥视网膜中央静脉（central vein of retina）。

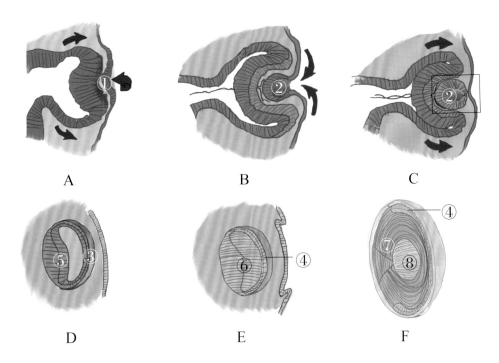

图6.4　晶状体形成示意图。A. 人胚发育第28天；B. 人胚发育第32天；C. 人胚发育第34天；D. 晶状体泡形成的初级阶段；E. 晶状体泡演变为实心结构；F. 晶状体逐渐发育完整。人胚发育第4周，表面外胚层在视泡的诱导下增厚形成①晶状体板。晶状体板内陷成为②晶状体泡（lens vesicle）。最初，晶状体泡由单层上皮组成，③前壁细胞呈立方形，逐渐分化为④晶状体上皮（lens epithelium）。⑤后壁细胞呈高柱形，并逐渐向前壁方向伸长，形成⑥初级晶状体纤维（primary lens fiber）。晶状体泡腔逐渐缩小直到消失，晶状体成为实心结构。此后晶状体赤道区上皮不断增生变长形成⑦次级晶状体纤维（lens fiber），初级晶状体纤维逐渐退化成⑧晶状体核（lens nuclear）。

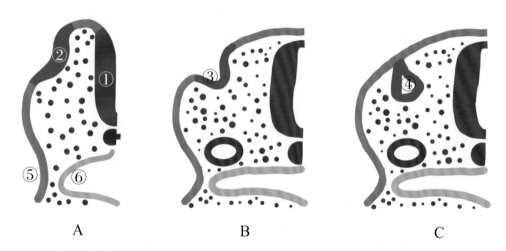

图6.5　内耳发生示意图。 A～C为内耳形成过程。A. 人胚发育第4周，菱脑两侧的表面外胚层，在①菱脑诱导下增厚形成②听板（otic placode）；B. 听板向下方间充质内陷形成③听窝（otic pit）；C. 人胚发育第5周，听窝闭合，并与表面外胚层分离，形成囊状的④听泡（otic vesicle）。图中还可见：⑤第1鳃沟，后发育为外耳道；⑥第1咽囊，后发育为中耳鼓室和咽鼓管。

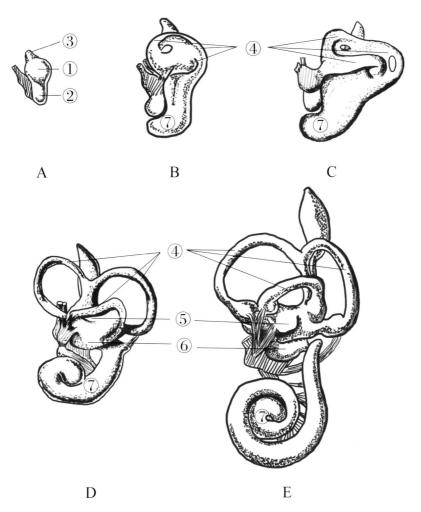

A　　　　　　B　　　　　　C

D　　　　　　　　E

图6.6　内耳膜迷路发生示意图。A. 人胚发育约30天；B. 人胚发育约35天；C. 人胚发育约42天；D. 人胚发育约50天；E. 人胚发育约60天。听泡（otic vesicle）初为梨形，后向背腹方向延伸，增大形成背侧的①前庭囊（vestibular sac）和腹侧的②耳蜗囊（cochlear sac），并在背侧内侧长出1个小囊管，即③内淋巴管（endolymphatic duct）。①前庭囊形成3个④膜半规管（semicircular duct）和⑤椭圆囊（utricle）的上皮。②耳蜗囊形成⑥球囊（saccule）和⑦膜耳蜗管（cochlear duct）的上皮。这样，听泡及其周围的间充质形成了内耳膜迷路（membranous labyrinth），膜迷路周围的间充质再形成骨迷路（bony labyrinth），将膜迷路包绕在内。

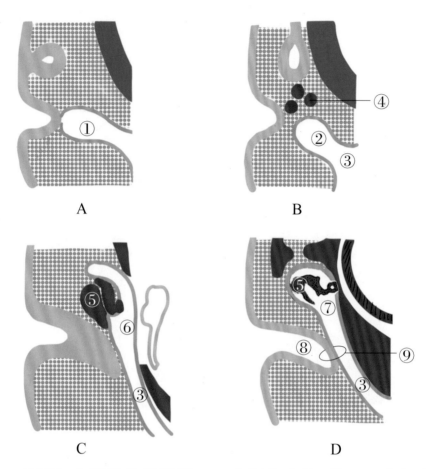

图6.7 外耳与中耳发生示意图。A. 人胚发育第2月；B. 人胚发育第3月；C. 人胚发育后期；D. 人胚发育末期。人胚发育第9周，①第1咽囊（first pharyngeal pouch）向背外侧扩展，远端盲端膨大成②咽鼓管隐窝（tubotympanic recess），近端形成③咽鼓管（auditory tube）。咽鼓管隐窝上方的间充质，形成3个④听小骨原基。人胚发育第6个月，听小骨原基骨化为3块⑤听小骨（auditory ossicles）；同时，咽鼓管隐窝远侧端扩大，形成⑥原始鼓室（primary tympanic cavity）；听小管周围结缔组织被吸收形成腔隙，与原始鼓室共同形成⑦鼓室（tympanic cavity）。咽鼓管隐窝顶部的内胚层与⑧第1鳃沟（first pharyngeal groove）底部的外胚层相对分别形成⑨鼓膜（tympanic membrane）内、外上皮，两者之间的间充质形成鼓膜内结缔组织，鼓膜具有3个胚层来源。

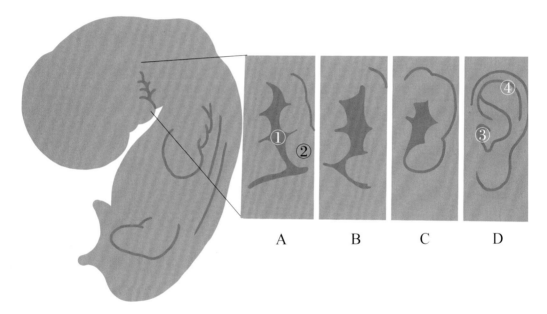

图 6.8　外耳形成示意图。 A. 人胚发育第 6 周；B. 人胚发育第 7 周；C. 人胚
发育第 8 周；D. 人胚发育第 32 周。人胚发育第 6 周，①第 1 鳃沟周围的间充
质增生形成 6 个结节状隆起，称为②耳丘（auricular hillock）。耳丘围绕③外
耳道口，逐渐融合演变形成④耳郭（auricle）。

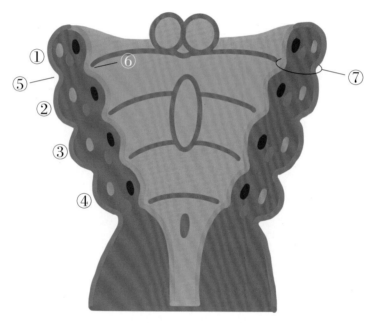

图7.1　鳃弓和咽囊模式图。人胚发育第4、5周，头部两侧间充质增生，形成左右对称、腹背走向的6对鳃弓，人胚前4对明显，第5对很快退化消失，第6对很小。①～④示第1至4鳃弓（pharyngeal arch），相邻鳃弓之间为⑤鳃沟（pharyngeal groove）。同时，原始消化管头端（原始咽）侧壁内胚层向外膨出，形成5对⑥咽囊（pharyngeal pouch），与鳃沟相对应。咽囊和鳃沟之间的隔膜称为⑦鳃膜（pharyngeal membrane），包含鳃沟外胚层、咽囊内胚层和两者之间的少量间充质。

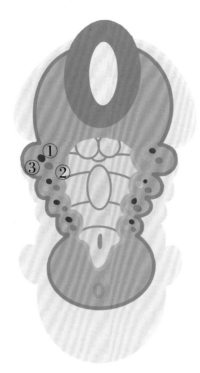

图7.2 鳃器模式图。每个鳃弓中均出现1条①弓动脉（arch artery），1条②软骨和1条③神经。

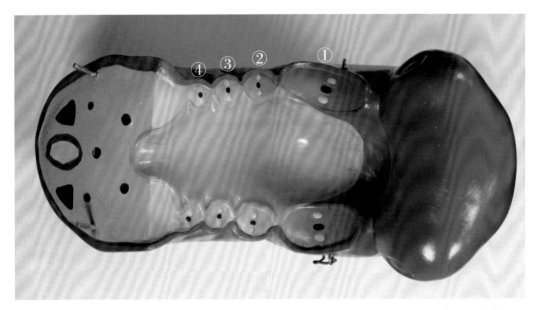

图7.3 鳃器模型图。①~④示第1~4鳃弓。每对鳃弓中可见1条弓动脉、1条神经和1条软骨。

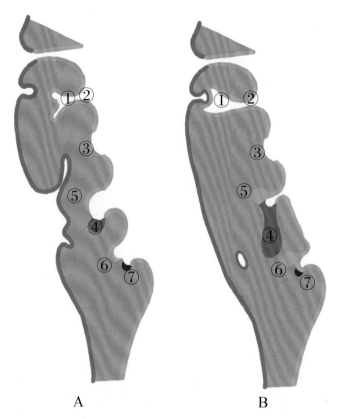

A   B

图7.4   鳃沟和咽囊演变示意图。A. 咽囊演变初期；B. 咽囊演变末期。此过程中，第1咽囊外侧壁逐渐与第1鳃沟紧贴，分化为鼓膜（tympanic membrane），外侧份膨大为①鼓室（tympanic cavity），内侧份形成②咽鼓管（auditory tube）；第2咽囊形成③腭扁桃体（palatine tonsil）；第3咽囊腹侧上皮增生成④胸腺（thymus），背侧增生、迁移，形成⑤下1对甲状旁腺（parathyroid gland）；第4咽囊腹侧退化，背侧增生、迁移，形成⑥上1对甲状旁腺；第5咽囊发育为⑦后鳃体（ultimobranchial body），部分细胞迁移至甲状腺原基内，分化为滤泡旁细胞（parafollicular cells）。

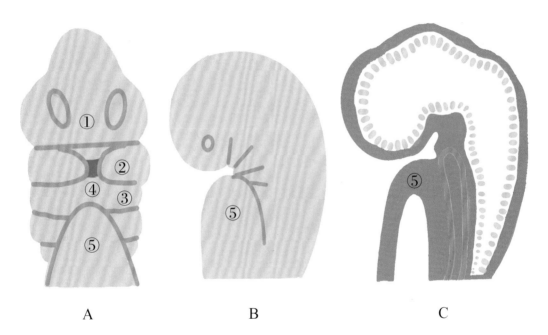

A   B   C

图7.5　第5周人胚头部模式图。A.冠状面；B.矢状面；C.矢状面切面模式。
①额鼻隆起（frontonasal process）形成时，第1鳃弓腹侧部分化为1对②上
颌隆起（maxillary process）和1对③下颌隆起（mandibular process），由额
鼻隆起、上颌隆起和下颌隆起围绕的是④口凹（stomodeum），即原始口腔，
原始口腔与原始咽由口咽膜（buccopharyngeal membrane）相隔。口咽膜破
裂后，口凹即与原始咽相通。心脏的发生在口咽膜下方形成⑤心隆起。

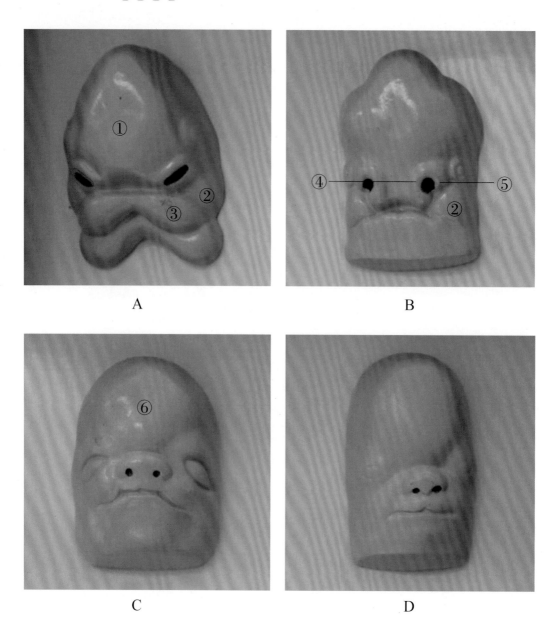

图7.6 颜面形成过程模型图。A. 人胚发育第35天；B. 人胚发育第36天；C. 人胚发育第44天；D. 人胚发育第50天。①额鼻隆起和②上颌隆起和③下颌隆起共同围成口凹；左、右下颌隆起在中线愈合，形成下颌和下唇；左、右上颌隆起和同侧④内侧鼻隆起（medial nasal prominence）、⑤外侧鼻隆起（lateral nasal prominence）愈合，形成上颌和上唇的外侧大部分；左、右内侧鼻隆起向中线生长并相互融合，形成鼻梁、鼻尖、人中和上唇的正中部分；左、右外侧鼻隆起形成鼻翼和鼻外侧壁大部；额鼻隆起形成⑥前额和鼻根。

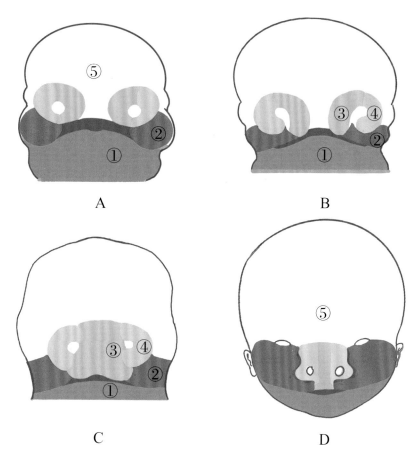

图7.7 颜面形成过程示意图。A～D示形成过程。左、右①下颌隆起（mandibular process）在中线愈合，形成下颌和下唇；左、右②上颌隆起（maxillary process）和同侧③内侧鼻隆起、④外侧鼻隆起愈合，形成上颌和上唇的外侧大部分；左、右③内侧鼻隆起（medial nasal prominence）向中线生长并相互融合，形成鼻梁、鼻尖、人中和上唇的正中部分；左、右④外侧鼻隆起（lateral nasal prominence）形成鼻翼和鼻外侧壁大部，鼻窝开口方向变为向下；⑤额鼻隆起（frontonasal process）形成前额和鼻根。

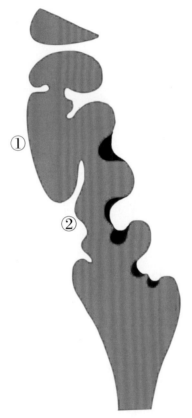

图7.8 颈形成示意图。①第2对鳃弓向尾侧生长，覆盖在第3、4、6对鳃弓表面，其间的间隙称为②颈窦（cervical sinus），颈窦逐渐闭锁。随鳃弓生长、食管和气管的增长及心脏位置的下降，颈部逐渐形成并延长。

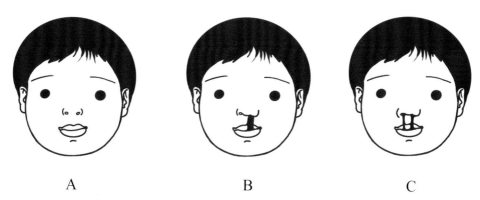

A   B   C

图7.9 唇裂模式图。 A. 无唇裂；B. 单侧唇裂；C. 双侧唇裂。唇裂（cleft lip）是最为常见的一种颜面畸形，多见于上唇，表现为人中外侧的垂直裂隙，为上颌隆起和同侧的内侧鼻隆起愈合不良所致，可伴有牙槽骨裂和腭裂。多为单侧，也可见双侧。

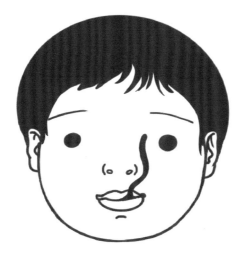

图7.10 面斜裂模式图。 面斜裂（oblique facial cleft）表现为上唇至下睑之间的裂隙，为上颌隆起与同侧外侧鼻隆起愈合不良所致。

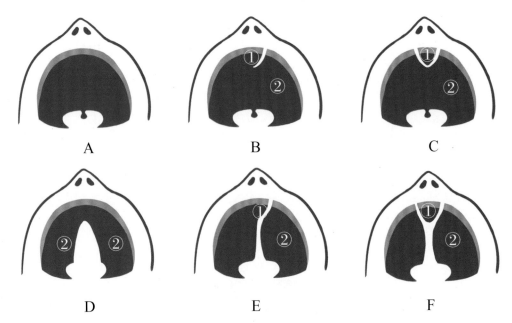

图7.11 腭裂模式图。A. 无腭裂；B. 单侧前腭裂（anterior cleft palate）；C. 双侧前腭裂；D. 正中腭裂（median cleft palate）；E. 全腭裂（complete cleft palate，单侧前腭裂合并正中腭裂）；F. 全腭裂（双侧前腭裂合并正中腭裂）。腭裂分为前腭裂、正中腭裂和全腭裂。前腭裂是由①正中腭突（median palatine process）与②外侧腭突（lateral palatine process）未愈合导致的，严重者可伴上唇裂和上颌裂；正中腭裂是由两侧②外侧腭突未愈合导致的；前腭裂和正中腭裂同时存在则称全腭裂。

第8章　骨骼、肌肉及四肢发生

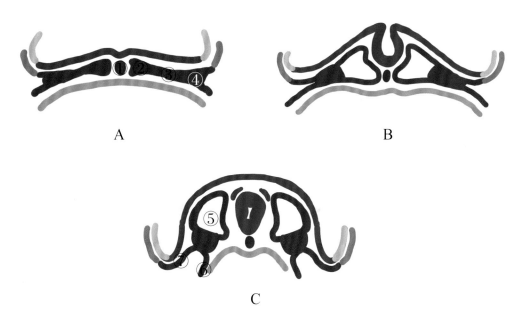

A B C

图8.1　中胚层分化示意图（横切面）。 A. 人胚发育第17天；B. 人胚发育第20天；C. 人胚发育第21天。中胚层首先分化为3部分，从①脊索两侧由内向外依次为②轴旁中胚层（paraxial mesoderm）、③间介中胚层（intermediate mesoderm）和④侧中胚层（lateral mesoderm）。②轴旁中胚层是位于脊索两侧的细胞索，以后断裂成团块状，称为⑤体节（somite），将来分化成皮肤的真皮和皮下组织、中轴骨、纤维性结缔组织和骨骼肌等。③间介中胚层将来分化为泌尿系统和生殖系统的主要器官。④侧中胚层将被分隔为2层⑥脏壁中胚层和⑦体壁中胚层，其间的腔隙称为胚内体腔。

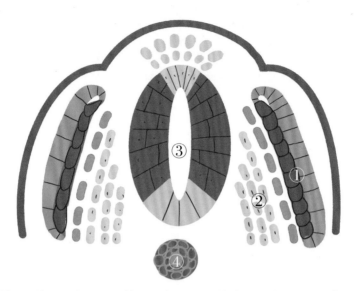

图8.2 体节分化示意图。体节靠近背外侧的部分为①生皮生肌节
（dermomyotome），主要分化为皮肤的真皮、皮下结缔组织和骨骼肌等。靠
近腹内侧的部分称为②生骨节（sclerotome），主要发育为中轴骨。图中还可
见：③神经管；④脊索。

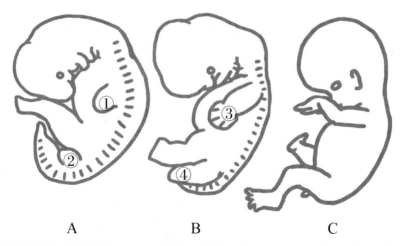

A   B   C

图8.3 四肢发生示意图。A. 人胚发育第5周；B. 人胚发育第6周；C. 人胚
发育第8周。人胚发育第4周末，胚胎左、右体壁上先后出现2对小隆起，
即①上肢芽（anterior limb bud）与②下肢芽（posterior limb bud）。肢芽由深
部增殖的中胚层组织和表面外胚层组成，后逐渐变长变粗，出现两个收缩
环，将上下肢芽分为3段，上肢芽被分为上臂、前臂和手，下肢芽被分为大
腿、小腿和足。人胚发育第6周，肢芽的终末部分变扁，形成③手板（hand
plate）和④足板（foot plate），至人胚发育第8周，手指和足趾形成。

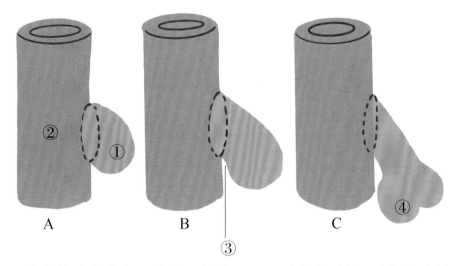

图9.1 喉气管憩室发生和演化示意图。A～C示发育过程。人胚发育第4周，原始咽尾侧腹侧壁正中出现1条纵行浅沟，称为喉气管沟（laryngotracheal groove）。此沟逐渐加深，并从尾端向头端愈合形成1个长形盲囊，称为①喉气管憩室（laryngotracheal diverticulum）或呼吸憩室（respiratory diverticulum），是喉、气管和肺的原基。①喉气管憩室位于②食管的腹侧，两者之间的间充质增生形成③气管食管隔（tracheoesophageal ridge）。喉气管憩室上端发育成喉，末端膨大形成2个分支，称为④肺芽（lung bud），是支气管和肺的原基。

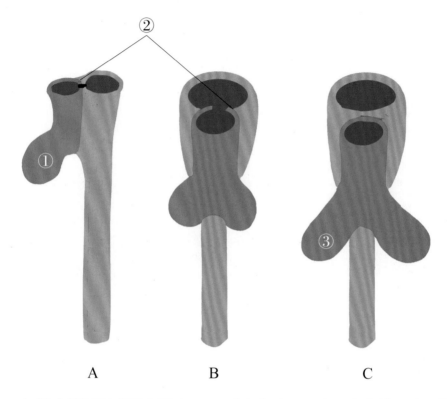

图9.2　气管食管隔形成示意图。A～C示发育过程。人胚发育第4周，①喉气管憩室（laryngotracheal diverticulum）和食管间的间充质逐渐增厚形成②气管食管隔（tracheoesophageal ridge）。第4周末，喉气管憩室末端膨大形成2个分支，称为③肺芽（lung bud），是支气管和肺的原基。

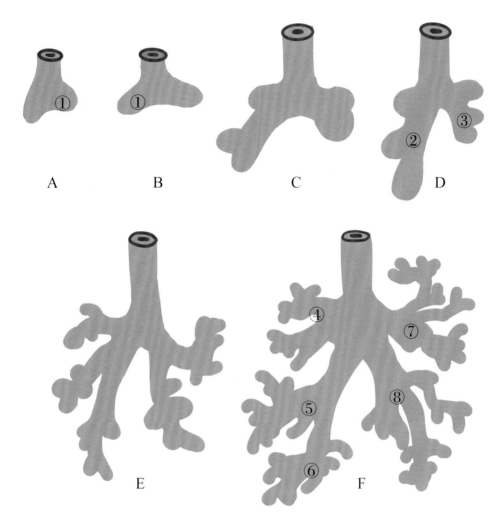

图9.3 **支气管和肺发生示意图**。A. 人胚发育第4周初；B. 人胚发育第4周中；C. 人胚发育第4周末；D. 人胚发育第5周；E. 人胚发育第6周；F. 人胚发育第8周。喉气管憩室末端形成①肺芽，迅速生长并逐渐分支，先分为②右肺叶支气管和③左肺叶支气管，后不断呈树状分支，右肺形成3支：④右上叶（right upper lobe）、⑤右中叶（right middle lobe）、⑥右下叶（right lower lobe）；左肺形成2支：⑦左上叶（left upper lobe）和⑧左下叶（left lower lobe）。

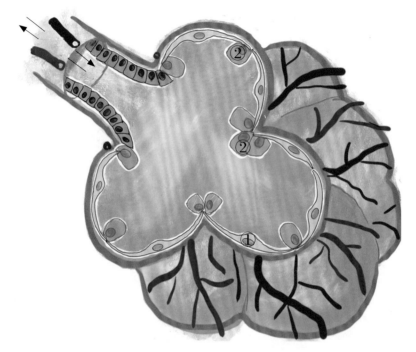

图9.4 肺泡结构模式图。肺泡（pulmonary alveolus）是肺支气管树的终末部分，肺泡上皮分为Ⅰ型和Ⅱ型2种肺泡上皮细胞。①Ⅰ型肺泡细胞（alveolar type Ⅰ cell）扁平，数量较少，但覆盖肺泡表面积的95%；②Ⅱ型肺泡细胞（alveolar type Ⅱ cell）呈立方形或圆形，可分泌表面活性物质（surfactant）。人胚发育第7个月，支气管树黏膜上皮细胞分化出Ⅰ型肺泡细胞，原始肺泡形成。随着肺泡数量逐渐增多，肺泡上皮出现Ⅱ型肺泡细胞并分泌表面活性物质，初步具备气体交换的功能。出生前数周，肺将经历1个迅速成熟阶段，Ⅱ型肺泡细胞数量增多，表面活性物质分泌增多。出生后至幼儿期，肺仍继续发育，肺泡数量不断增多。

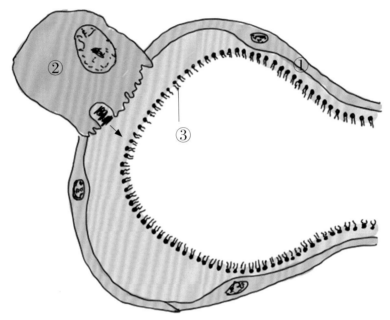

图9.5 表面活性物质模式图。①Ⅰ型肺泡细胞扁平，数量较少，但覆盖肺泡表面积的95%，是进行气体交换的部位；②Ⅱ型肺泡上皮细胞以胞吐形式释放磷脂，铺展于肺泡表面形成一层薄膜，称为③表面活性物质（surfactant）。表面活性物质有降低肺泡表面张力的作用。呼气时肺泡缩小，表面活性物质密度增加，表面张力降低使肺泡不至于过度塌陷；吸气时肺泡扩张，表面活性物质密度减小，表面张力增大，可防止肺泡过度膨胀。早产儿或新生儿可因Ⅱ型肺泡细胞发育不良，导致表面活性物质合成和分泌障碍，使肺泡表面张力增大，婴儿出生后肺泡不能扩张，称为肺透明膜病（hyaline membrane disease），表现为新生儿呼吸窘迫综合征（neonatal respiratory distress syndrome）。

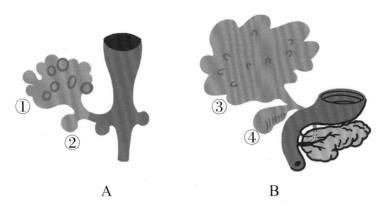

A　　　　　　　　　B

图10.1　肝发生示意图。 A. 肝发育前期；B. 肝发育末期。人胚发育第4周，前肠末端的腹侧壁内胚层上皮增生，形成肝憩室（hepatic diverticulum），肝憩室逐渐膨大分为①头支和②尾支。头支发育为③肝（liver），尾支发育为④胆囊（gallbladder）及胆囊管（cystic duct）。

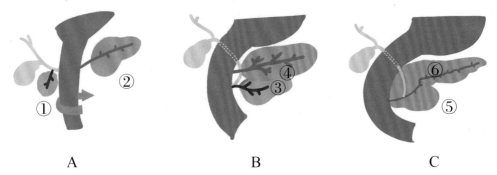

A　　　　　　　　　B　　　　　　　　　C

图10.2　胰发生示意图。 A. 胰发育前期；B. 胰发育中期；C. 胰发育末期。人胚发育第4周，前肠末端的腹侧和背侧各形成1个憩室，分别称为①腹胰芽（ventral pancreatic bud）和②背胰芽（dorsal pancreatic bud），逐渐分化为腹胰（ventral pancreas）和背胰（dorsal pancreas），其内分别有1根③腹胰管（ventral pancreatic duct）和1根④背胰管（dorsal pancreatic duct）。随着胃和十二指肠的方位变化及肠壁不均等生长，腹胰旋转至背侧和背胰融合，形成完整的⑤胰腺（pancreas）。同时，背胰管近侧退化，远侧段与腹胰管相通，融合成⑥主胰导管（main pancreatic duct），与胆总管（common bile duct）汇合后，共同开口于十二指肠大乳头（major duodenal papilla）。

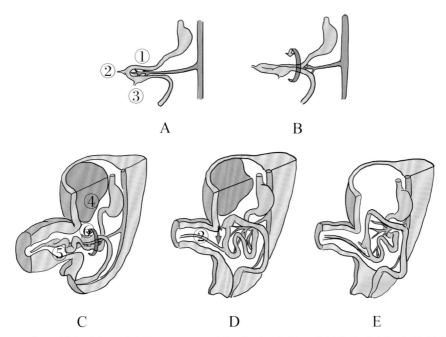

图10.3 中肠袢扭转示意图。A～E示肠发生过程。肠的发育涉及前肠尾段、中肠和后肠。肠最初为一根纵行的管道，人胚发育第5周，中肠迅速生长形成向腹侧突出的U形的①中肠袢（midgut loop），或称原始肠袢（primary intestinal loop），顶端连于②卵黄蒂，尾段有一突起称为③盲肠突（caecal bud），是大肠和小肠的分界点。随着中肠袢的长度增长、④肝等器官体积增大，腹腔容积相对缩小，中肠袢进入⑤脐腔（umbilical coelom）形成生理性脐疝（physiological umbilical herniation）。人胚发育第6到8周，中肠袢以肠系膜上动脉为轴进行270°的扭转，最终发育为空肠、回肠、⑥盲肠和阑尾、升结肠、横结肠的右2/3。

图10.4 生理性脐疝模式图。人胚发育第6周，随着中肠袢的长度增长、肝和中肾体积增大，腹腔容积相对缩小，①中肠袢会自然突入脐带内的胚外体腔，即②脐腔，形成生理性脐疝（physiological umbilical herniation），并在此进行进一步发育。人胚发育第10周，腹腔容积增大，中肠袢从脐腔返回腹腔，脐腔随之闭锁。

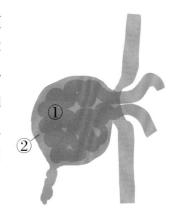

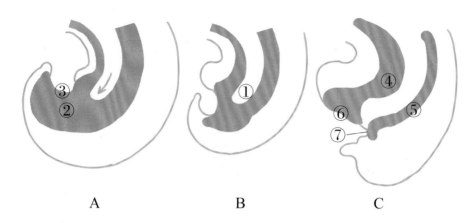

A   B   C

图10.5 泄殖腔分隔示意图。A～C示后肠分隔过程。人胚发育第6周，尿囊和后肠之间的间充质增生形成①尿直肠隔（urorectal septum），突入②泄殖腔（cloaca）。当尿直肠隔和③泄殖腔膜（cloaca membrane）连接后，将泄殖腔分割为腹、背两侧。腹侧为④尿生殖窦（urogenital sinus），将发育为膀胱和尿道；背侧为⑤肛直肠管（anorectal canal），将分化为直肠和肛管上段。同时，泄殖腔膜也被分割成腹侧的⑥尿生殖膜（urogenital membrane）和背侧的⑦肛膜（anal membrane）。

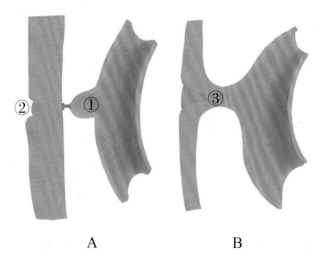

A   B

图10.6 卵黄蒂相关畸形模式图。A. 回肠憩室；B. 脐粪瘘。卵黄蒂退化不全可导致①回肠憩室（ileal diverticulum），又称梅克尔憩室（Meckel diverticulum），表现为回肠壁上的囊状突起，顶端可通过纤维索连接于②脐。卵黄蒂未退化可导致③脐粪瘘（umbilical fistula），在脐和肠之间残留一条瘘管，粪便可通过瘘管从脐漏出。

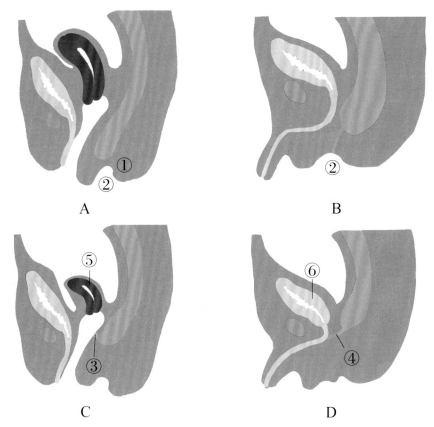

图 10.7 肛门闭锁和直肠瘘模式图。A. 肛膜未破；B. 直肠末端闭锁；
C. 不通肛伴直肠阴道瘘（rectovaginal fistula）；D. 不通肛伴直肠尿道瘘
（rectourethral fistula）。不通肛（imperforate anus）即肛门闭锁，是消化道末
端无法正常通向体外的先天畸形。通常由于①肛膜（anal membrane）未破，
或者②肛凹（anal pit）未与直肠末段连通所导致。不通肛可伴有③直肠阴道
瘘或④直肠尿道瘘。图中还可见：⑤膀胱；⑥子宫。

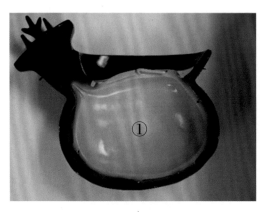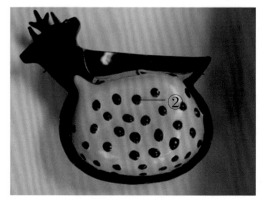

A　　　　　　　　　　　　　　B

图 11.1　卵黄囊血岛模型图。A、B. 人胚发育第 15~16 天。①卵黄囊（yolk sac）壁的胚外中胚层间充质细胞聚集，形成许多细胞团，称为②血岛（blood island）。

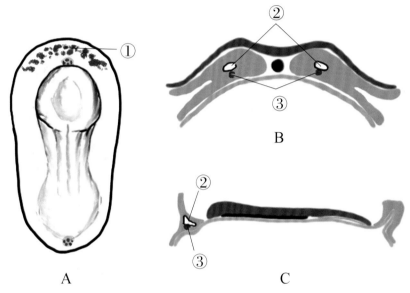

图 11.2　生心区模式图。 A. 第 18 天胚胎（背侧观）；B. 胚胎横切面；C. 胚胎纵切面。心发生于胚盘头端口咽膜前方脏壁中胚层的①生心区（cardiogenic area）。人胚发育第 18～19 天，生心区的中胚层内出现②围心腔（pericardiac coelom）。围心腔腹侧的脏壁中胚层细胞密集，形成前后纵行、左右并列的 1 对细胞索，称为③生心索（cardiac cord）。生心索内逐渐出现腔隙，形成 2 条纵行并列的心管（cardiac tube）。

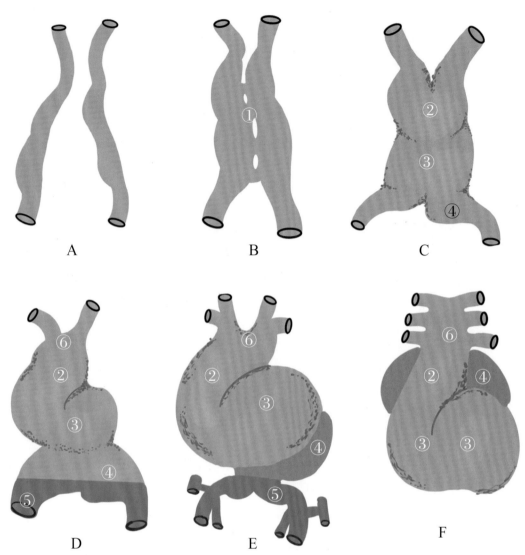

图11.3　心管折叠示意图。A. 人胚发育约20天；B. 人胚发育约21天；C. 人胚发育约22天；D. 人胚发育约23天；E. 人胚发育约24天；F. 人胚发育约35天。发育过程中，一对并列的心管逐渐向中线靠拢，并从头端向尾端融合成一条①心管。心管各段因生长速度不同而出现3个膨大，从头端到尾端分别是②心球（bulbus cordis）、③心室（ventricle）和④心房（atrium），随后在心房的尾端又出现第四个膨大称为⑤静脉窦（sinus venous）。心球的头端远侧份细长，称为⑥动脉干（truncus arteriosus）。在心管发生过程中，由于其两端固定而心球和心室部的生长速度快，因而心球和心室形成U形弯曲，称为球室襻（bulboventricular loop）。心房逐渐移至心室头端背侧，并稍偏左，心管变为S形。

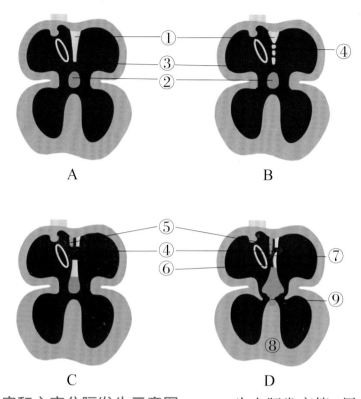

图11.4 心房和心室分隔发生示意图。A～D为人胚发育第4周末至人胚发育第7周末。心房分隔过程：A. 人胚发育第4周末，原始心房顶部中央发生一隔膜，称为①第一房间隔或原发隔（septum primum），此隔向②心内膜垫（endocardial cushion）方向生长，两者间暂时留有一孔，称为③第一房间孔或原发孔（foramen primum）；B. 第一房间孔孔逐渐变小，在消失之前，第一房间隔的上部中央变薄，并出现多个小孔，融合形成一个大孔称为④第二房间孔或继发孔（foramen secundum）；C. 人胚发育第5周末，在第一房间隔的右侧，从心房顶端长出另一个较厚的半月形的隔膜，称为⑤第二房间隔或继发隔（septum secundum）；D. 继发隔向心内膜垫增长并逐渐覆盖第二房间孔，第二房间隔的下缘呈弧形，和心内膜垫之间形成一个卵圆形的孔，即⑥卵圆孔（foramen ovale），此时，由于第一房间隔恰好从左侧覆盖了卵圆孔，故被称为⑦卵圆孔瓣（valve of foramen ovale）。心室分隔过程：人胚发育第4周末，心室底壁组织向心内膜垫方向生长形成⑧室间隔肌部，此隔和心内膜垫之间留的孔称为室间孔（interventricular foremen），此时左右心室相通。人胚发育第7周末，左右心球嵴、室间隔肌部、心内膜垫3者融合形成⑨室间隔膜部，封闭室间孔。

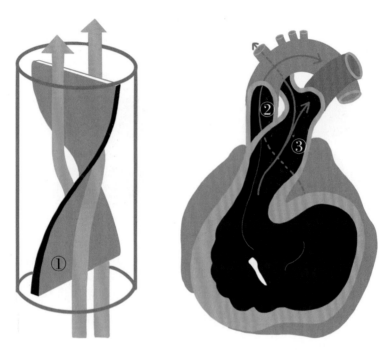

图11.5 大动脉分隔模式图。人胚发育第5周，动脉干和心球内面出现2条心内膜局部增厚形成的纵嵴，称为动脉干嵴（truncal ridge）和心球嵴（bulbar ridge）。嵴呈螺旋状走行，两个相对的嵴相互愈合形成①主动脉肺动脉隔（aorticopulmonary septum），将动脉干和心球分割成相互缠绕的两条管道，即②升主动脉和③肺动脉干，主动脉和左心室相通，肺动脉干和右心室相通。

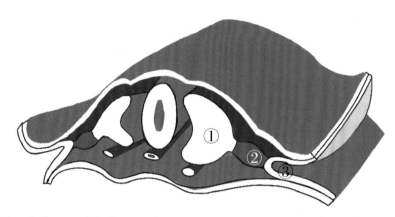

图12.1　间介中胚层模式图。中胚层由内至外分化为①轴旁中胚层、②间介中胚层和③侧中胚层，间介中胚层将分化为泌尿系统和生殖系统的主要器官。

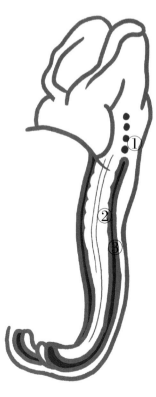

图12.2　生肾节和生肾索发生模式图。人胚发育第3周末，颈部的间介中胚层分节，形成①生肾节（nephrotome），其余部分的间介中胚层不分节，与②体节分离，形成2条纵行的③生肾索（nephrogenic cord）。

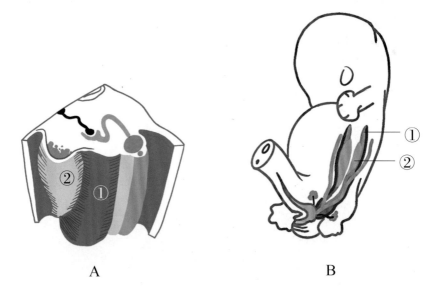

A　　　　　　　　　　　B

图12.3　中肾嵴和生殖腺嵴发生示意图。 A. 人胚横切面观；B. 中肾嵴和生殖腺嵴的模式图。生肾索体积逐渐增大，突入体腔，形成一对纵行隆起，称为尿生殖嵴（urogenital ridge），是泌尿系统和生殖系统发生的原基。随后尿生殖嵴中部形成一纵沟，将尿生殖嵴分为了外侧的①中肾嵴（mesonephric ridge）及内侧的②生殖腺嵴（gonadal ridge）2部分，分别分化称为泌尿系统和生殖系统的主要器官。

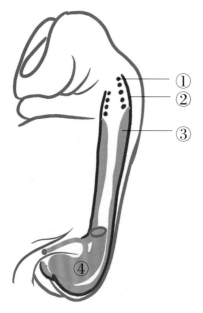

图12.4　前肾发生示意图。 人胚发育第4周初，生肾节处发生7~8对①前肾小管（pronephric tubule），一端通向胚内体腔，一端向尾部弯曲，与邻近的前肾小管互相连接，形成纵行的管状结构，称②前肾管（pronephric duct）。人胚前肾（pronephros）存在时间很短，且无功能意义。前肾小管逐渐退化，而前肾管大部分保留并向下延伸形成中肾管。图中还可见：③生肾索；④泄殖腔。

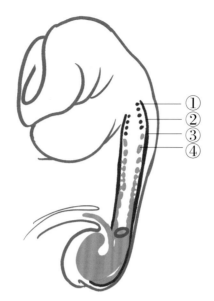

图12.5   中肾发生示意图。中肾（mesonephros）发生于人胚发育第4周末。
①前肾小管逐渐退化，纵行的②前肾管大部分保留并向下延伸形成③中肾管
（mesonephric duct）。当①前肾小管未完全退化时，生肾索处已开始发生许多
横行的④中肾小管（mesonephric tubule），一端与从背主动脉来的毛细血管
球接触共同构成肾小体，一端通入前肾管中。中肾小管通入前肾管后，前肾
管改称中肾管，继续向尾侧延伸，直至通入泄殖腔。

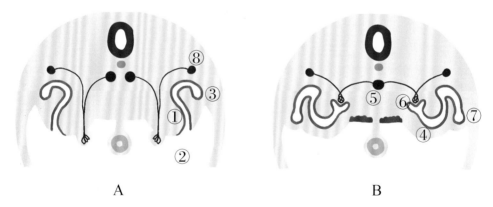

A   B

图12.6   前肾和中肾模式图（横切面）。A. 前肾横切面；B. 中肾横切面。
①前肾小管一端通向②胚内体腔，另一端通过③前肾管和其他前肾小管连
接。④中肾小管一端膨大并凹陷形成肾小囊（Bowman's capsule），与从⑤
背主动脉分支来的毛细血管球形成共同⑥肾小体（renal corpuscle），另一
端通过⑦中肾管和其他中肾小管连接。图中还可见：⑧后主静脉。

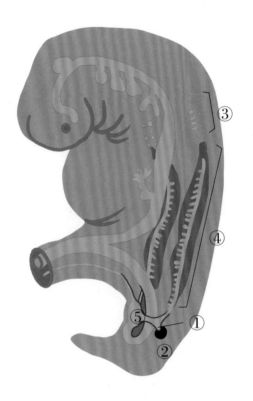

图12.7　后肾发生示意图。中肾尾端管壁向外突出形成1个小盲管，即①输尿管芽（ureteric bud），输尿管芽诱导生肾索尾端的组织分化为②生后肾原基（metanephrogenic blastema），输尿管芽和生后肾原基共同构成后肾（metanephros），后肾发育为人的永久肾。图中还可见：③前肾；④中肾；⑤泄殖腔。

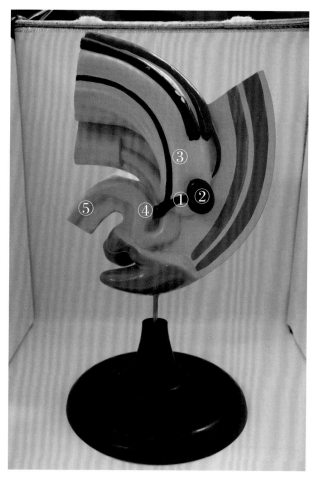

图12.8 后肾模型图。 后肾起源于①输尿管芽（ureteric bud）和②生后肾原基（metanephrogenic blastema），前者逐渐演变形成输尿管、肾盂、肾盏和集合小管，后者发育成为许多后肾小管（metanephric tubule），后肾小管近端发育形成肾小囊，包绕毛细血管球共同形成肾小体，远端与集合小管相通。图中还可见：③中肾管；④泄殖腔；⑤尿囊。

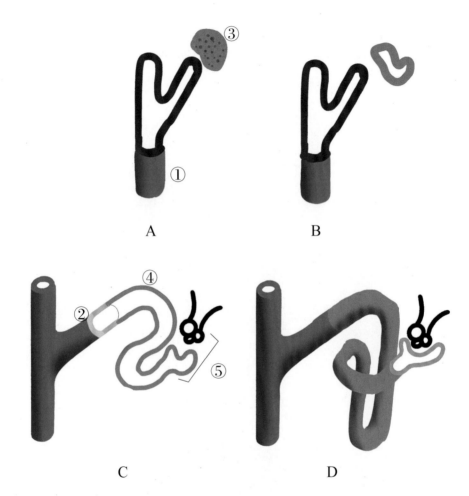

图12.9　肾单位发生示意图。A～D为肾单位发生过程。①输尿管芽反复分支，分化为输尿管、肾盂、肾盏和②集合小管（collecting duct），并诱导生肾索尾端组织分化形成③生后肾原基；生后肾原基内部的细胞团延伸、扭曲，分化为S形的后肾小管；后肾小管一端分化为④肾小管（renal tubule）和肾小囊（Bowman's capsule）；肾小囊与来自肾动脉的毛细血管球共同构成⑤肾小体（renal corpuscle），另一端和输尿管芽分化而来的集合小管相通，形成肾单位（nephron）。

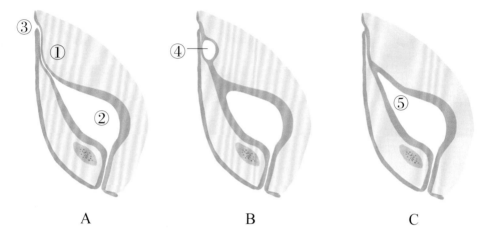

图12.10 脐尿管相关畸形模式图。A. 脐尿瘘；B. 脐尿管囊肿；C. 脐尿憩室。脐尿管的闭锁异常会导致各种脐尿管畸形的发生。脐尿瘘（urachal fistula）是由于①脐尿管未完全闭锁，②膀胱通过脐尿管和③脐与外界相通，常表现为脐部漏尿。脐尿管中段未闭锁导致④脐尿管囊肿（urachal cyst）的发生，囊内充满上皮组织分泌的液体。脐尿管靠近脐部一端闭锁而在靠近膀胱一端未闭锁所形成的憩室称为⑤脐尿憩室（urachal diverticulum）。

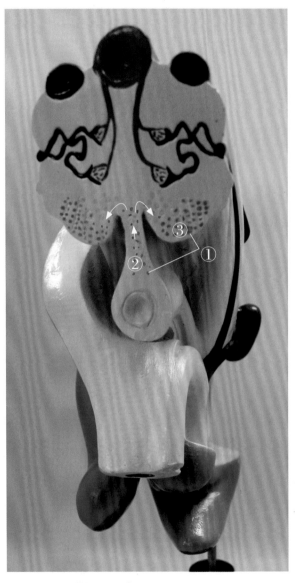

图13.1　原始生殖细胞迁移模型。①原始生殖细胞（primordial germ cell）位于卵黄囊后壁近尿囊处。人胚发育第6周，原始生殖细胞以变形运动的方式，沿背侧②肠系膜陆续向③生殖腺嵴（gonadal ridge）迁移并散布于初级性索（primary sex cord）内。

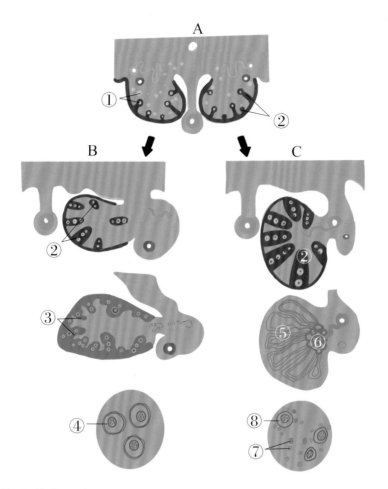

图13.2　性腺发生示意图。A. 未分化性腺；B. 女性性腺分化；C. 男性性腺分化。大而圆的①原始生殖细胞（primordial germ cell）从卵黄囊迁移至未分化性腺，散布于②初级性索（primary sex cord）内。性腺的分化取决于迁入的原始生殖细胞是否含有Y染色体。Y染色体短臂上存在性别决定区（sex determination region of Y，SRY），其基因产物为睾丸决定因子（testis determining factor，TDF）。女性染色体为XX，无睾丸决定因子，未分化性腺发育为卵巢。初级性索退化，生殖腺表面上皮长出③次级性索（secondary sex cord）或皮质索（cortical cord）。在次级性腺中的原始生殖细胞分化为④卵原细胞（oogonium）。男性染色体为XY，有睾丸决定因子，未分化性腺发育为睾丸。初级性索增殖并分化形成细长弯曲的⑤生精小管，末端相连形成⑥睾丸网。生精小管内含有初级性索分化形成的⑦支持细胞（Sertoli's cell）和原始生殖细胞分化形成的⑧精原细胞（spermatogonium）。

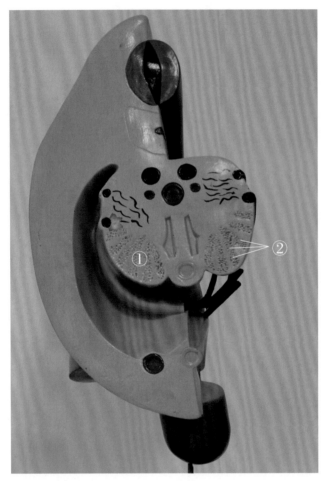

图13.3　未分化性腺发生模型图。人胚发育第5周，生殖腺嵴的表面上皮向下方的间充质组织中生出许多不规则的上皮细胞索，称为①初级性索（primary sex cord）。大而圆的②原始生殖细胞（primordial germ cell）从卵黄囊迁移至未分化性腺，散布于初级性索内。

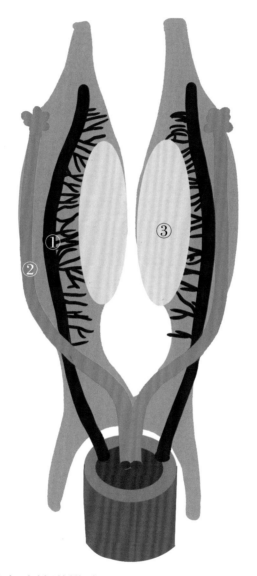

图13.4　未分化期生殖管道模式图。 人胚发育第6周，男女两性胚胎都发
生一对①中肾管（mesonephric duct）和一对②中肾旁管（paramesonephric
duct），中肾旁管又叫苗勒管（Mullerian duct）。后伴随③未分化性腺发育为
睾丸或卵巢，中肾管和中肾旁管退化或保留。

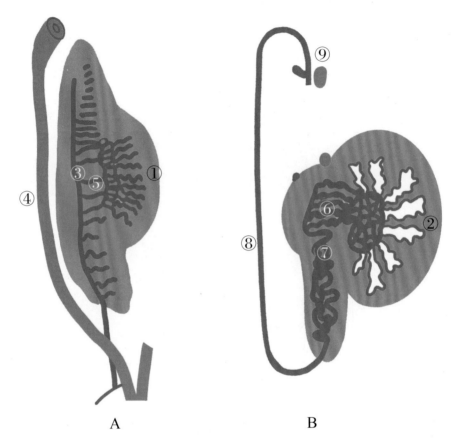

图13.5 男性生殖管道分化示意图。 A. 未分化期；B. 分化后。①未分化性腺发育为②睾丸后，睾丸间质细胞分泌雄激素，促进③中肾管（mesonephric duct）发育。同时睾丸支持细胞产生抗中肾旁管激素（anti-Mullerian duct hormone，AMH），抑制④中肾旁管（paramesonephric duct）的发育使之退化。与睾丸相连的十几条⑤中肾小管发育形成附睾的⑥输出小管。中肾管头端增长弯曲形成⑦附睾管，中段变直形成⑧输精管，尾端发育为⑨射精管和精囊。

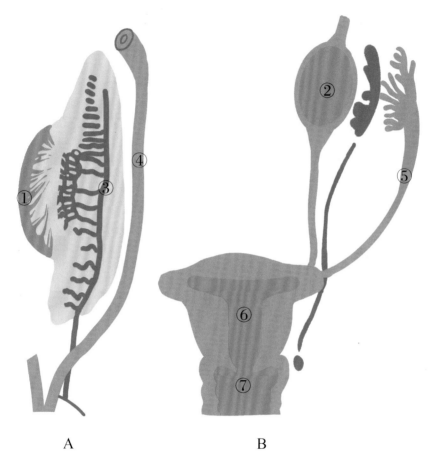

图13.6 女性生殖管道分化示意图。 A. 未分化期；B. 分化后。①未分化性腺发育分化为②卵巢后，由于缺乏雄激素，③中肾管（mesonephric duct）退化，同时由于缺乏抗中肾旁管激素，④中肾旁管（paramesonephric duct）得以发育。中肾旁管头段和中段发育成⑤输卵管，下段左、右合并，形成⑥子宫和⑦阴道穹窿部。

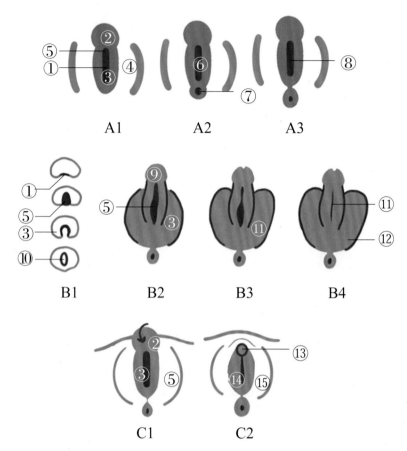

图13.7　外生殖器分化示意图。A. 外生殖器未分化期；B. 男性外生殖器的发育；C. 女性外生殖器的发育。人胚发育第5周，在①泄殖腔膜头端形成一个凸起称为②生殖结节（genital tubercle），泄殖腔膜两侧间充质增生形成2条隆起，内侧的较小，称为③尿生殖褶（urogenital fold）；外侧的较大，称为④阴唇阴囊隆起（labioscrotal swelling）。尿生殖褶之间形成1条浅沟，称为⑤尿道沟（urethral groove）。泄殖腔膜被逐渐分隔为⑥尿生殖膜和⑦肛膜，尿生殖膜破裂称为⑧尿生殖孔（urogenital opening）。此时，外生殖器尚不能分辨性别。人胚发育第8周，男性在雄激素作用下，生殖结节增长形成阴茎（penis），顶端较大称为⑨阴茎头。尿生殖窦下段深入阴茎并开口于尿道沟。两尿生殖褶在腹侧面逐渐向阴茎头端融合，形成⑩尿道，表面留有融合线，称为⑪阴茎缝（raphe penis）。同时两侧的阴唇阴囊隆起向中间融合形成⑫阴囊（scrotum）。女性无雄激素作用，生殖结节增长形成⑬阴蒂（clitoris），两侧尿生殖褶不发生合并，各自发育为⑭小阴唇（labium minus），两侧阴唇阴囊隆起发育增大，各自发育为⑮大阴唇（labium majus）。

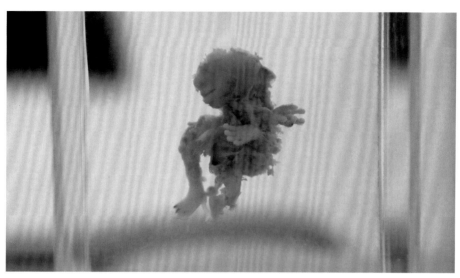

图 14.1 整胚发育畸形标本。整胚发育畸形是1种严重畸形，多由严重遗传缺陷所引起，不能形成完整的胚胎，大多在早期死亡吸收或自然流产。

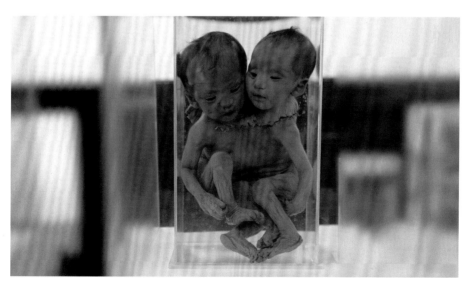

图 14.2 联体儿标本。2个孪生胎体发生局部连结，称为连体双胎（conjoined twins），简称为联体儿。联体儿可分为对称型和不对称型两种，对称型指2个胚胎大小类似，又根据胎体连结的部位不同分为胸腹连胎、臀连双胎、头连双胎等多种类型。本标本示胸腹连胎。

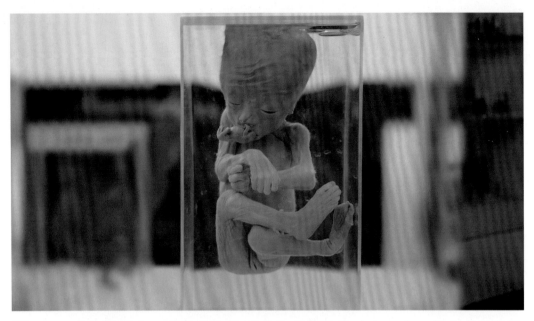

图14.3 **寄生胎标本**。联体儿中的不对称型指胎体一大一小，其中小的胎体发育不全，可被大的胎体所包裹，形成寄生胎（parasitic fetus），又称胎中胎（fetus in fetus）。寄生胎根据寄生位置的不同可分为腹部寄生胎、臀部寄生胎等多种类型。本标本示嘴部寄生胎。

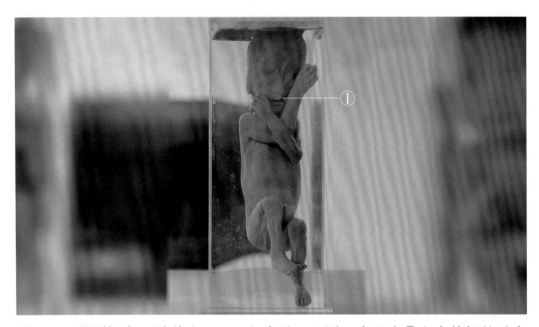

图14.4 **唇裂标本**。唇裂（cleft lip）多见于上唇，表现为①人中外侧的垂直裂隙，为上颌隆起和同侧的内侧鼻隆起愈合不良所致，可伴有牙槽骨裂和腭裂。多为单侧，也可见双侧。本标本示单侧唇裂。

参 考 文 献

高英茂, 李和. 2010. 组织学与胚胎学. 北京: 人民卫生出版社.

唐军民, 张雷. 2009. 组织学与胚胎学. 北京: 北京大学医学出版社.

中英文名词对照

Ⅰ型肺泡细胞　alveolar type Ⅰ cell
Ⅱ型肺泡细胞　lar type Ⅱ cell

B

白膜　tunica albuginea
白体　corpus albicans
半规管　semicircular duct
包蜕膜　decidua capsularis
背胰　dorsal pancreas
背胰管　dorsal pancreatic duct
背胰芽　dorsal pancreatic bud
鼻板　nasal placode
壁蜕膜　decidua parietalis
鞭毛　flagellum
表面活性物质　surfactant
玻璃体动静脉　hyaloid vessels
不通肛　imperforate anus

C

侧脑室　lateral ventricle
侧中胚层　lateral mesoderm
成熟卵泡　mature follicle
初级晶状体纤维　primary lens fibre
初级精母细胞　primary spermatocyte
初级卵黄囊　primary yolk sac
初级卵母细胞　primary oocyte
初级卵泡　primary follicle
初级绒毛干　primary stem villus
初级性索　primary sex cord
唇裂　cleft lip
次级晶状体纤维　lens fibre

次级精母细胞　secondary spermatocyte
次级卵黄囊　secondary yolk sac
次级卵母细胞　secondary oocyte
次级卵泡　secondary follicle
次级绒毛干　secondary stem villus
次级性索　secondary sex cord
丛密绒毛膜　villous chorion

D

大阴唇　labium majus
单卵孪生　monozygotic twins
胆囊　gallbladder
胆囊管　cystic duct
胆总管　common bile duct
第1鳃沟　first pharyngeal groove
第1咽囊　first pharyngeal pouch
第二次减数分裂　meiotic division Ⅱ
第二房间隔　septum secundum
第二房间孔　foramen secundum
第二极体　secondary polar body
第三脑室　third ventricle
第四脑室　fourth ventricle
第一次减数分裂　meiotic division Ⅰ
第一房间隔　septum primum
第一房间孔　foramen primum
第一极体　first polar body
顶体　acrosome
顶体反应　acrosome reaction
动脉干　truncus arteriosus
动脉干嵴　truncal ridge
端脑　telencephalon

多精入卵　polyspermy

E

额鼻隆起　frontonasal process

腭扁桃体　palatine tonsil

耳郭　auricle

耳丘　auricular hillock

耳蜗囊　cochlear sac

耳蜗管　cochlear duct

F

放射冠　corona radiata

肺透明膜病　hyaline membrane disease

肺芽　lung bud

附睾　epididymis

附睾管　epididymal duct

腹胰　ventral pancreas

腹胰管　ventral pancreatic duct

腹胰芽　ventral pancreatic bud

G

肝　liver

肝憩室　hepatic diverticulum

肛凹　anal pit

肛门闭锁　imperforate anus

肛膜　anal membrane

肛直肠管　anorectal canal

睾丸　testis

睾丸决定因子　testis determining factor，TDF

睾丸网　rete testis

睾丸小叶　lobuli testis

睾丸纵隔　mediastinum testis

弓动脉　arch artery

骨迷路　bony labyrinth

鼓膜　tympanic membrane

鼓室　tympanic cavity

H

合体滋养层　syncytiotrophoblast

喉气管沟　laryngotracheal groove

喉气管憩室　laryngotracheal diverticulum

后肠　hindgut

后脑　metencephalon

后鳃体　ultimobranchial body

后神经孔　posterior neuropore

后肾　metanephros

后肾小管　metanephric tubule

呼吸憩室　respiratory diverticulum

黄体　corpus luteum

回肠憩室　ileal diverticulum

J

基蜕膜　decidua basalis

极端滋养层　polar trophoblast

集合小管　collecting duct

脊髓　spinal cord

脊索　notochord

脊索管　notochordal tube

脊索突　notochordal process

继发隔　septum secundum

继发孔　foramen secundum

寄生胎　parasitic fetus

甲状旁腺　parathyroid gland

间介中胚层　intermediate mesoderm

间脑　diencephalon

晶状体板　lens placode

晶状体核　lens nuclear

晶状体泡　lens vesicle

晶状体上皮　lens epithelium

精囊　seminal vesicle

精液　semen

精原细胞　spermatogonium

精子　spermatozoon

精子发生　spermatogenesis

精子细胞　spermatid

精子形成　spermiogenesis

颈窦　cervical sinus

静脉窦　sinus venous

K

抗中肾旁管激素　anti-Mullerian duct hormone

口凹　stomodeum

口咽膜　buccopharyngeal membrane

L

联体儿　conjoined twins

连体双胎　conjoined twins

菱脑泡　rhombencephalon，hindbrain

滤泡旁细胞　parafollicular cells

卵胞浆内单精子注射　intracytoplasm sperm injection，ICSI

卵巢　ovary

卵冠丘复合体　oocyte-corona-cumulus complex，OCCC

卵黄囊　yolk sac

卵裂　cleavage

卵裂球　blastomere

卵母细胞　oocyte

卵泡腔　follicular cavity

卵泡细胞　follicular cell

卵泡液　follicular fluid

卵丘细胞　cumulus cell

卵细胞胞浆置换术　germinal vesicle transfer

卵原细胞　ovogonium

卵圆孔　foramen ovale

卵圆孔瓣　valve of foramen ovale

卵周间隙　perivitelline space

卵子　ovum

卵子发生　oogenesis

M

脉络膜裂　choroid fissure

盲肠突　caecal bud

梅克尔憩室　Meckel diverticulum

面斜裂　oblique facial cleft

苗勒管　Mullerian duct

膜迷路　membranous labyrinth

末脑　myelencephalon

N

囊胚　blastocyst

囊胚腔　blastocoele

脑脊神经节　cerebrospinal ganglion

脑桥　pons

内侧鼻隆起　medial nasal prominence

内淋巴管　endolymphatic duct

内胚层　endoderm

内细胞团　inner cell mass

尿道　urethra

尿道沟　urethral groove

尿囊　allantois

尿生殖窦　urogenital sinus

尿生殖嵴　urogenital ridge

尿生殖孔　urogenital opening

尿生殖膜　urogenital membrane

尿生殖褶　urogenital fold

尿直肠隔　urorectal septum

P

排卵　ovulation

胚内中胚层　intraembryonic mesoderm

胚泡　blastocyst

胚胎植入前遗传学诊断　preimplantation Genetic Diagnosis，PGD

胚外体腔　extraembryonic coelom

胚外中胚层　extraembryonic mesoderm

皮质反应　cortical reaction

皮质颗粒　cortical granule

皮质索　cortical cord

平滑绒毛膜　smooth chorion

Q

脐带　umbilical cord

脐动脉　umbilical artery

脐粪瘘　umbilical fistula

脐静脉　umbilical vein

脐尿管囊肿　urachal cyst

脐尿瘘　urachal fistula

脐尿憩室　urachal diverticulum

脐腔　umbilical coelom

气管食管隔　tracheoesophageal ridge

前肠　foregut

前腭裂　anterior cleft palate

前列腺　prostate

前脑泡　prosencephalon，forebrain

前神经孔　anterior neuropore

前肾　pronephros

前肾管　pronephric duct

前肾小管　pronephric tubule

前庭囊　vestibular sac

球囊　saccule

球室袢　bulboventricular loop

全腭裂　complete cleft palate

R

绒毛　chorionic villus

绒毛间隙　intervillous space

绒毛膜　chorion

绒毛膜板　chorionic plate

S

鳃弓　pharyngeal arch

鳃沟　pharyngeal groove

鳃膜　pharyngeal membrane

三级绒毛干　tertiary stem villus

三亲婴儿　three-parent baby

桑椹胚　morula

上颌隆起　maxillary process

上胚层　epiblast

上游法　swim-up method

上肢芽　anterior limb bud

射精管　ejaculatory duct

神经板　neutral plate

神经肠管　neurenteric canal

神经沟　neutral groove

神经管　neutral tube

神经嵴　neural crest

神经褶　neutral fold

肾单位　nephron

肾上腺　adrenal gland

肾上腺皮质　adrenal cortex

肾上腺髓质　adrenal medulla

肾小管　renal tubule

肾小囊　Bowman's capsule

肾小体　renal corpuscle

生骨节　sclerotome

生后肾原基　metanephrogenic blastema

生精细胞　spermatogenic cell

生精小管　seminiferous tubule

生理性脐疝　physiological umbilical herniation

生皮生肌节　dermomyotome

生肾节　nephrotome

生肾索　nephrogenic cord

生心区　cardiogenic area

生心索　cardiac cord

生殖结节　genital tubercle

生殖腺嵴　gonadal ridge

十二指肠大乳头　major duodenal papilla

视杯　optic cup

视柄　optic stalk

视泡　optic vesicle

视神经　optic nerve

视网膜　retina

视网膜色素上皮层　retinal pigment epithelium

视网膜神经上皮层　retinal sensory epithelium

视网膜中央动脉　central artery of retina

视网膜中央静脉　central vein of retina

室间孔　interventricular foremen

手板　hand plate

受精卵　fertilized ovum

输出小管　efferent duct

输精管　seminiferous duct

输卵管　oviduct

输尿管芽　ureteric bud

双卵孪生　dizygotic twins

T

胎盘　placenta

胎盘隔　placental septum

胎盘膜　placental membrane

胎盘屏障　placental barrier

胎盘小叶　cotyledon

胎中胎　fetus in fetus

体壁中胚层　somatopleuric mesoderm

体蒂　connecting stalk

体节　somite

体外受精-胚胎移植　In Vitro fertilization and
　embryo transfer，IVF-ET

听板　otic placode

听泡　otic vesicle

听窝　otic pit

听小骨　auditory ossicle

听小骨原基　auditory ossicle fundament

头突　head process

透明带　zona pellucida

透明带蛋白　zona protein

透明带反应　zona reaction

蜕膜　decidua

蜕膜反应　decidua reaction

蜕膜细胞　decidual cell

椭圆囊　utricle

W

外侧鼻隆起　lateral nasal prominence

外侧腭突　lateral palatine process

外胚层　ectoderm

外体腔膜　exocoelomic membrane

外体腔泡　exocoelomic cyst

围心腔　pericardiac coelom

X

细胞滋养层　cytotrophoblast

细胞滋养层壳　cytotrophoblast shell

下颌隆起　mandibular process

下胚层　hypoblast

下肢芽　posterior limb bud

纤维鞘　fibrous sheath

线粒体　mitochondria

线粒体鞘　mitochondrial sheath

小脑　cerebellum

小阴唇　labium minus

泄殖腔　cloaca

泄殖腔膜　cloacal membrane

心房　atrium

心管　cardiac tube

心隆起　cardiac bulge

心内膜垫　endocardial cushion

心球　bulbus cordis

心球嵴　bulbar ridge

心室　ventricle

新生儿呼吸窘迫综合征　neonatal respiratory
　distress syndrome

性别决定区　sex determination region of Y，SRY

胸腺　thymus

血岛　blood island

Y

延髓　medulla oblongata

咽鼓管　auditory tube

咽鼓管隐窝　tubotympanic recess

咽囊　pharyngeal pouch

羊膜　amnion

羊膜囊　amniotic sac

羊膜腔　amniotic cavity

羊水　amniotic fluid

胰腺　pancreas

阴唇阴囊隆起　labioscrotal swelling

阴道　vagina

阴蒂　clitoris

阴茎　penis

阴茎缝　raphe penis

阴囊　scrotum

右上叶　right upper lobe

右下叶　right lower lobe

右中叶　right middle lobe

原凹　primitive pit

原肠　primitive gut

原发隔　septum primum

原发孔　foramen primum

原结　primitive node

原始肠袢　primary intestinal loop

原始鼓室　primary tympanic cavity

原始卵泡　primordial follicle

原始生殖细胞　Primordial germ cell

原始消化管　primitive digestion duct

原条　primitive streak

Z

脏壁中胚层　splanchnopleuric mesoderm

正中腭裂　median cleft palate

正中腭突　median palatine process

支持细胞　Sertoli cell

肢芽　limb bud

直肠尿道瘘　rectovaginal fistula

直肠阴道瘘　rectourethral fistula

植入　implantation

中肠　midgut

中肠袢　midgut loop

中脑　midbrain

中脑导水管　mesencephalic aqueduct

中脑泡　mesencephalic aqueduct

中胚层　extraembryonic mesoderm

中肾　mesonephros

中肾管　mesonephric duct

中肾嵴　mesonephric ridge

中肾旁管　paramesonephric duct

中肾小管　mesonephric tubule

中央管　central canal

轴旁中胚层　paraxial mesoderm

轴丝　axial filament

主动脉肺动脉隔　aorticopulmonary septum

主胰导管　main pancreatic duct

椎旁神经节　paravertebral ganglion

椎前神经节　prevertebral ganglion

着床　imbed

滋养层　trophoblast

子宫　uterus

子宫静脉　uterine vein

子宫螺旋动脉　uterine spiral artery

足板　foot plate

左上叶　left upper lobe

左下叶　left lower lobe